JN051335

たたかう免疫

人体vsウイルス真の主役

NHKスペシャル取材班

講談社

「免疫」が
新型コロナウイルスとの
戦いの鍵を握る

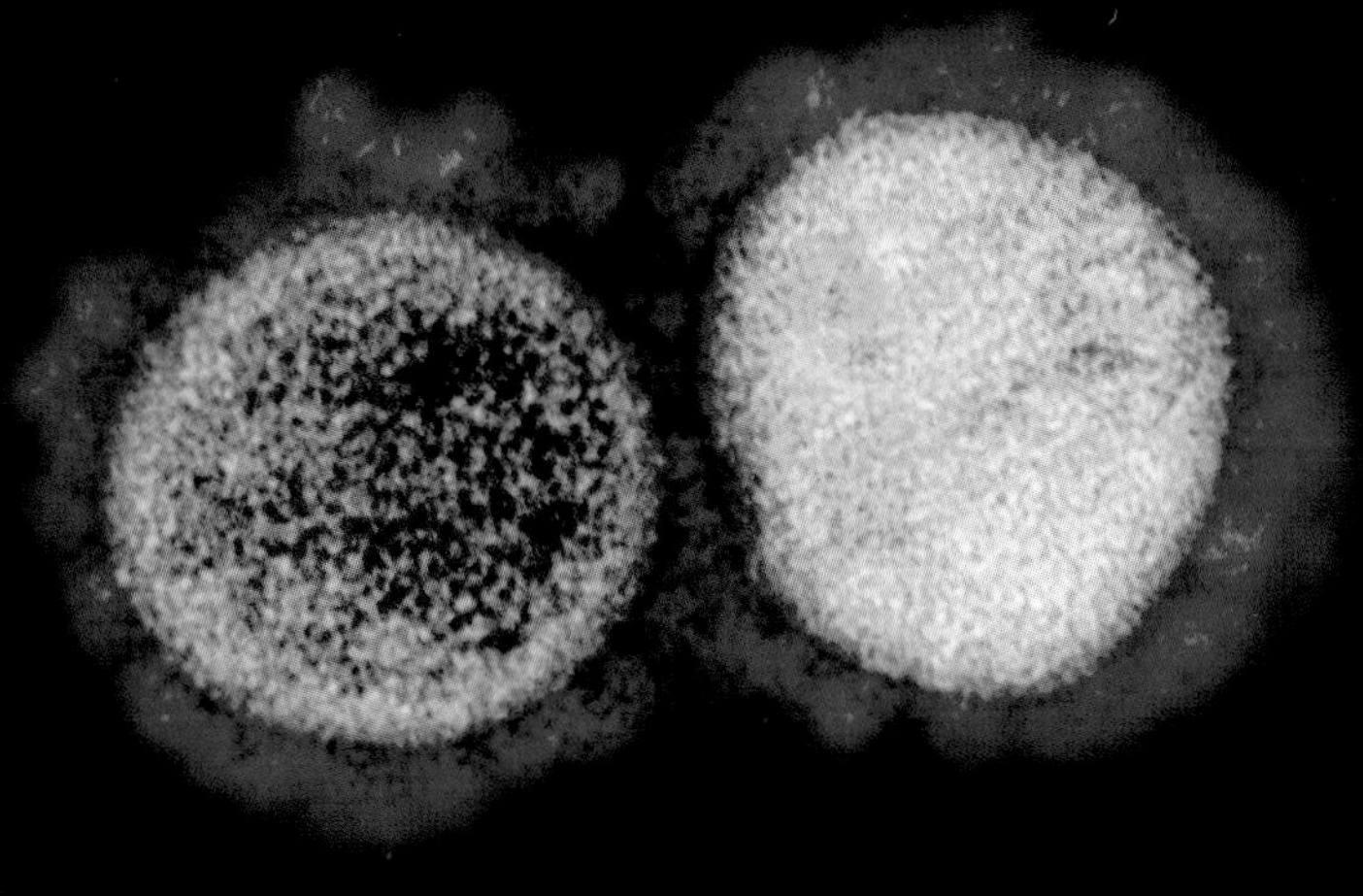

1 > P37

新型コロナウイルスの電子顕微鏡画像。見た目の特徴は、
表面からいくつも突き出た「トゲ」。
その姿が王冠（コロナ）に似ていることが、コロナウイルスという名称の由来だ。
2002年から03年にかけて流行したSARS（重症急性呼吸器症候群）を
引き起こすコロナウイルスと近縁関係にある。

©NIAID

©ヨネ・プロダクション

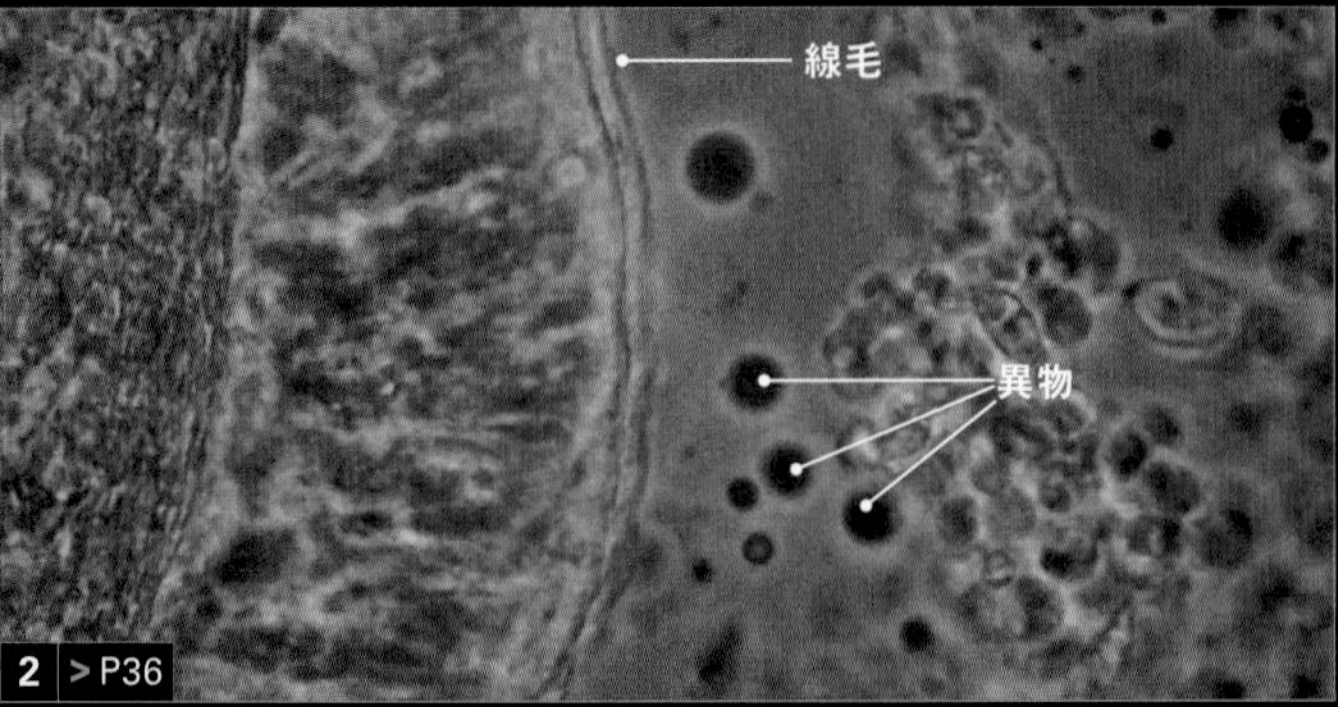

気道の表面の電子顕微鏡画像。空気の通り道である気道には、ウイルス、細菌、ホコリ、煤煙などさまざまな異物が侵入する。中央に見える線毛が、細かな動きで異物を上へ上へと押し返そうとしている。

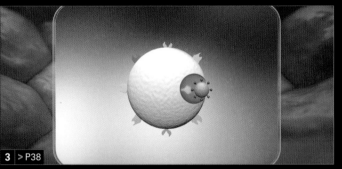

細胞は、その表面にある「鍵穴」に合う「鍵」を持つ物質を取りこむ。図は、新型コロナウイルスが、ACE2受容体に結合し、細胞に侵入しているCGイメージ。

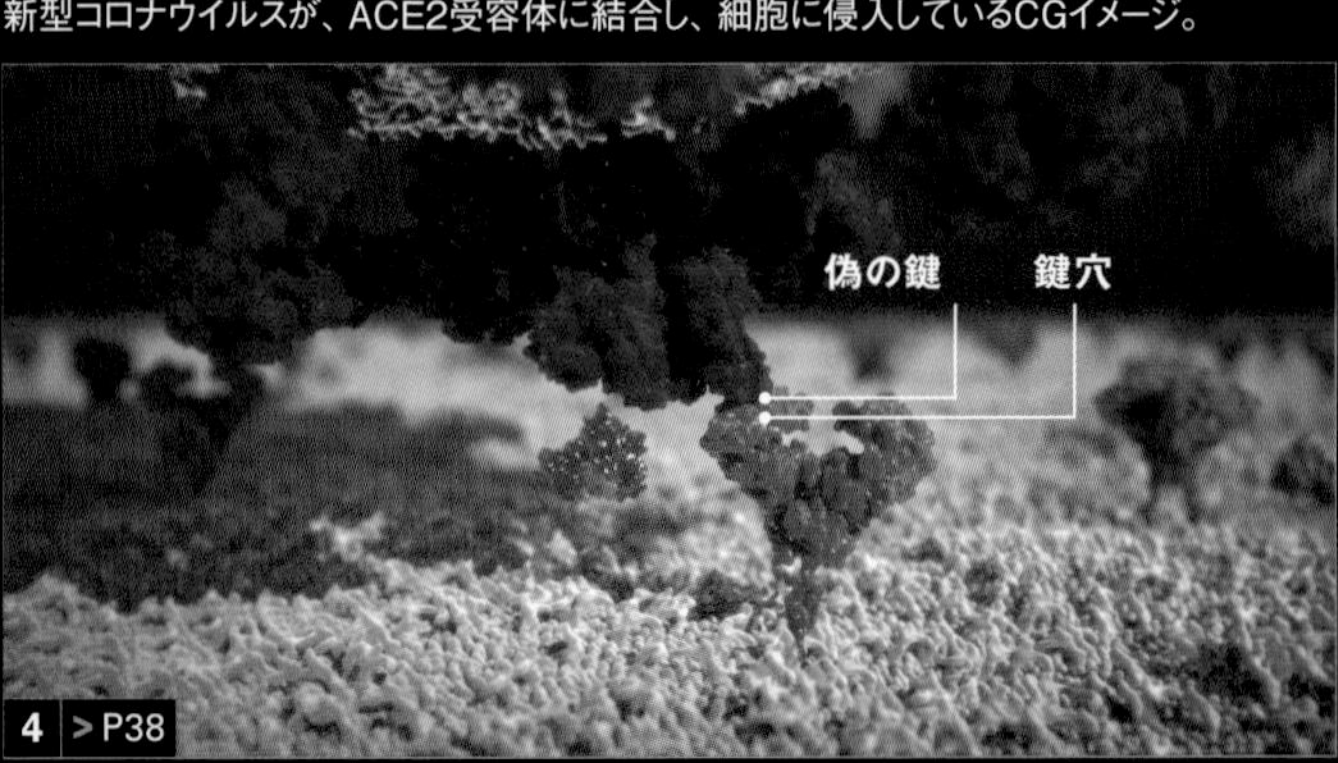

新型コロナウイルスの「偽の鍵」が、細胞が持つ「鍵穴」であるACE2受容体に結合するCGイメージ。肺、心臓、腎臓、消化管などに感染するのはACE2受容体がそれらの臓器にあるため。

©NIAID

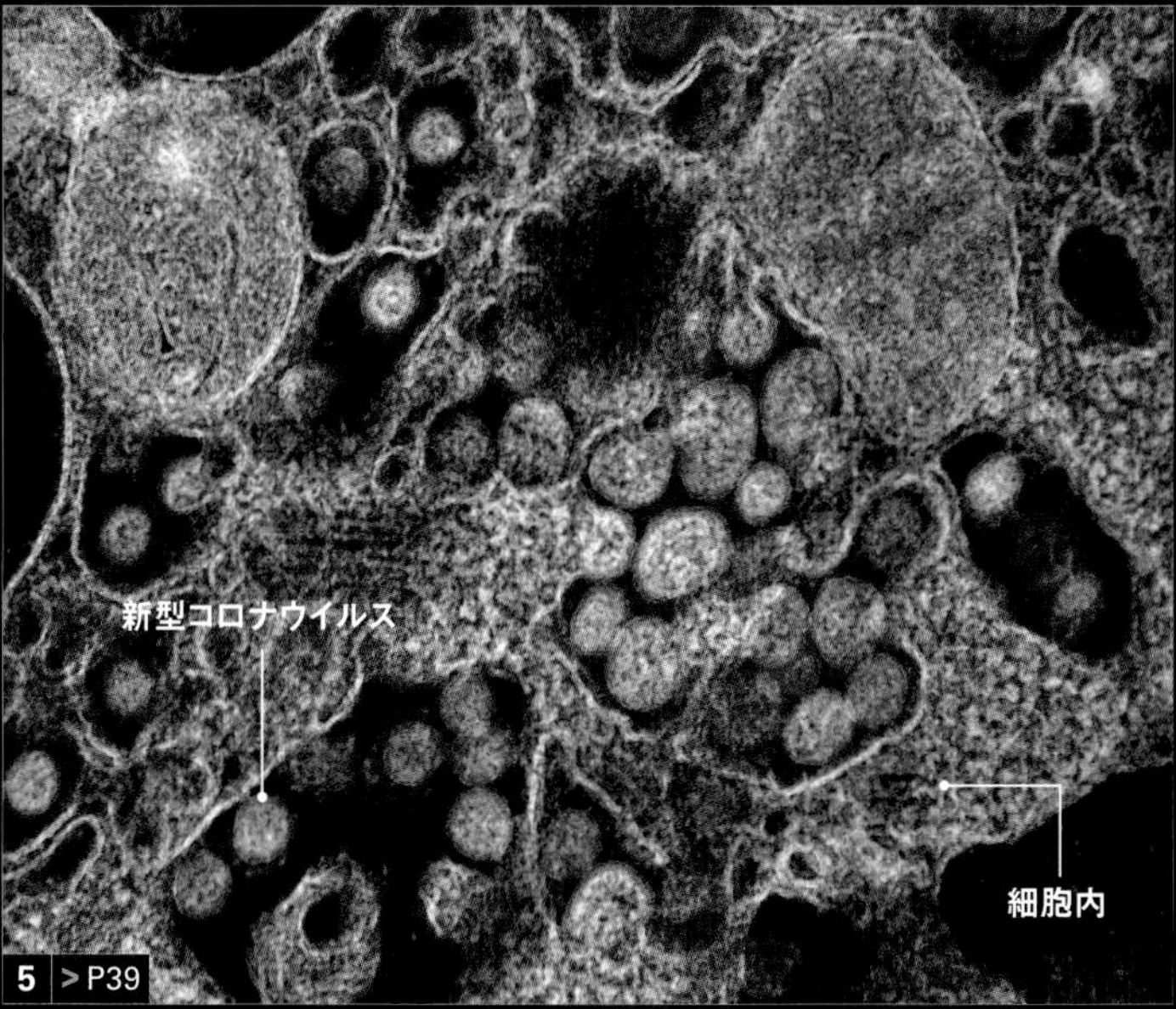

新型コロナウイルス（赤く丸い粒）に感染した細胞内部の電子顕微鏡画像。

©NIAID

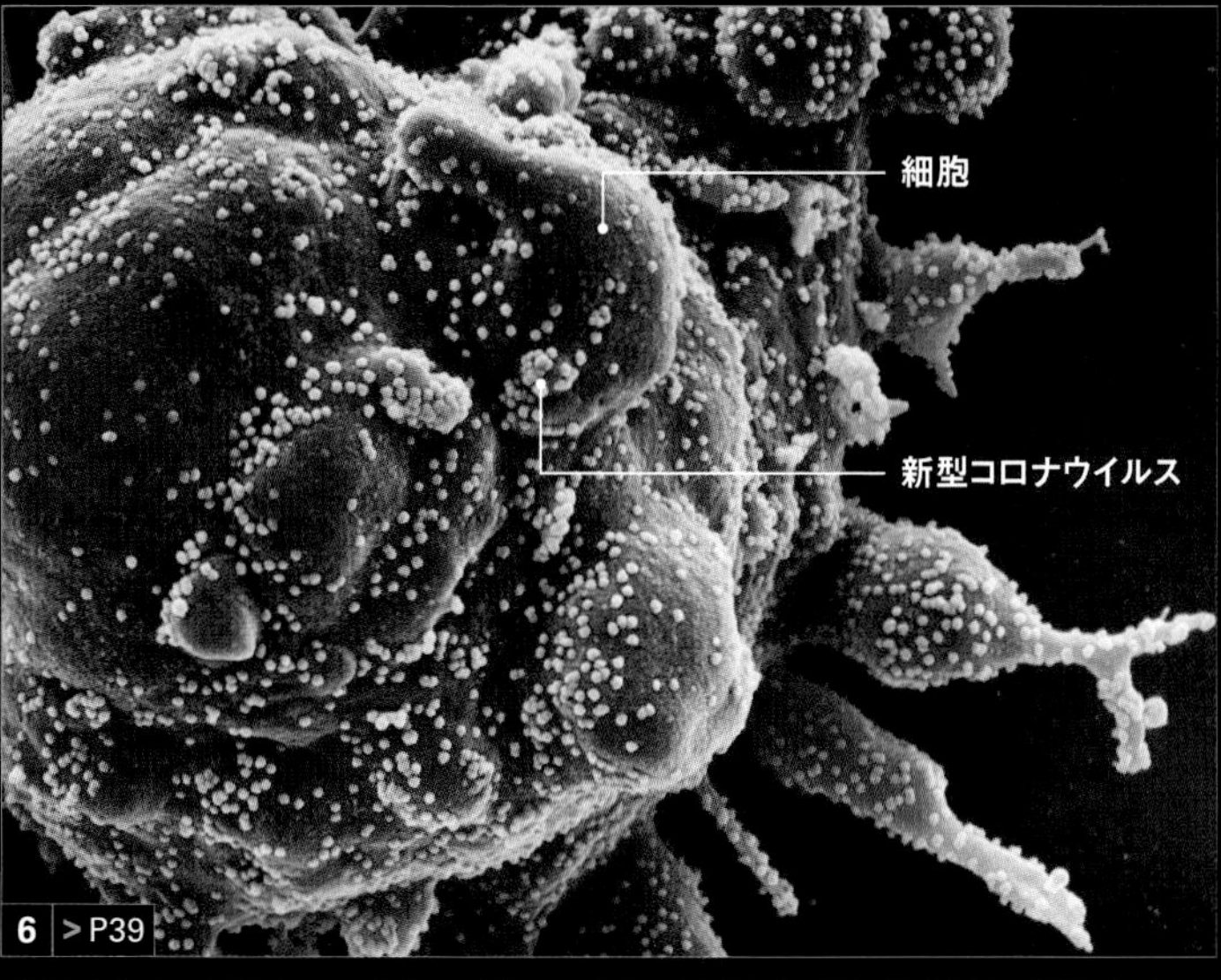

感染した細胞から新型コロナウイルス（赤く丸い粒）が飛び出す瞬間を捉えた電子顕微鏡画像。

人体の防衛システムによるさまざまな戦法

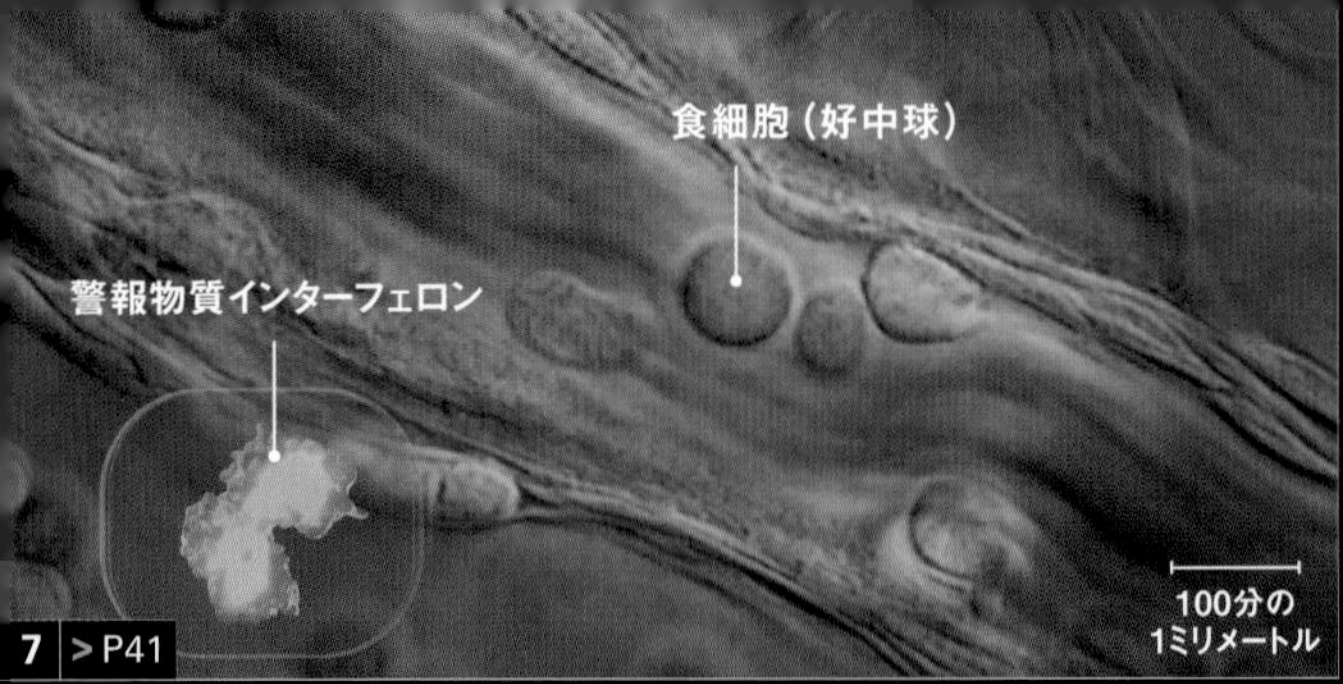

警報物質のメッセージを受けとって、ウイルスを食べる免疫細胞の「食細胞」が動き出す。
写真は、血管の中を転がる食細胞の一種「好中球」を捉えた電子顕微鏡画像。

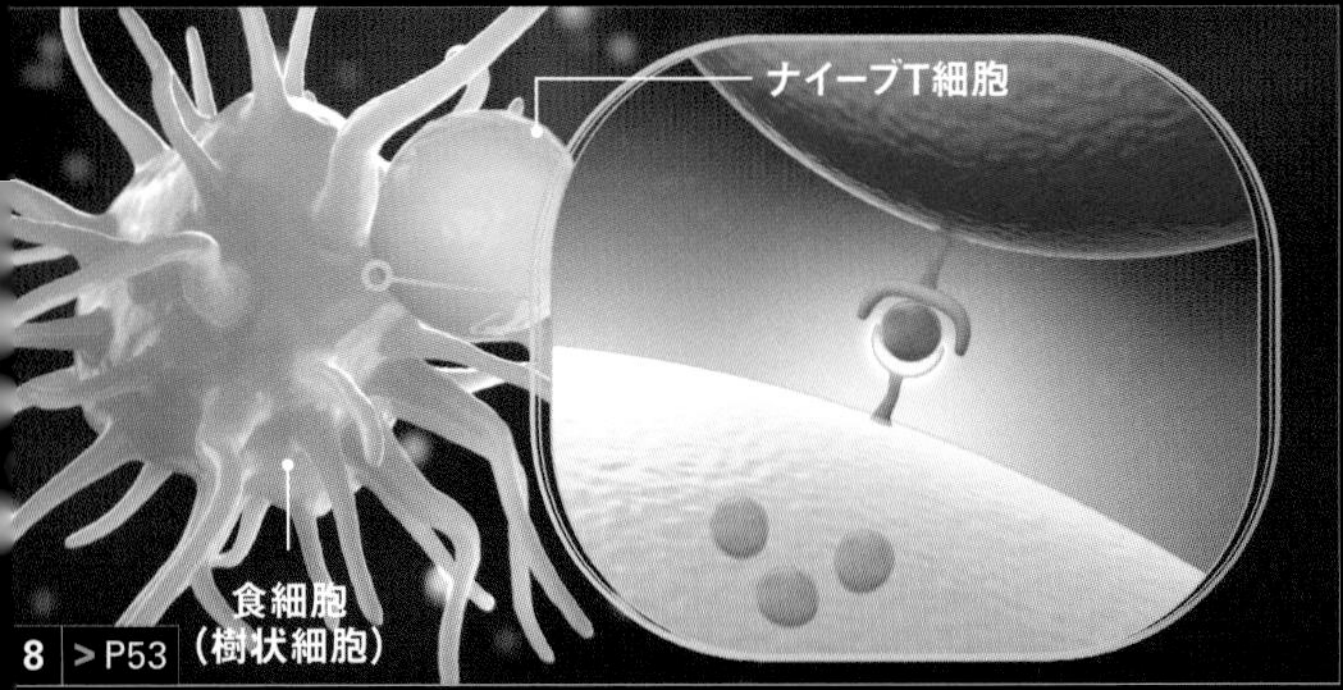

伝令役の食細胞（樹状細胞）が、免疫系第2の防衛隊の免疫細胞
（ナイーブT細胞）にピッタリ貼りつき、敵の情報を伝えている様子を示すCGイメージ。
敵の情報を受けとると、ナイーブT細胞はキラーT細胞に姿を変える。

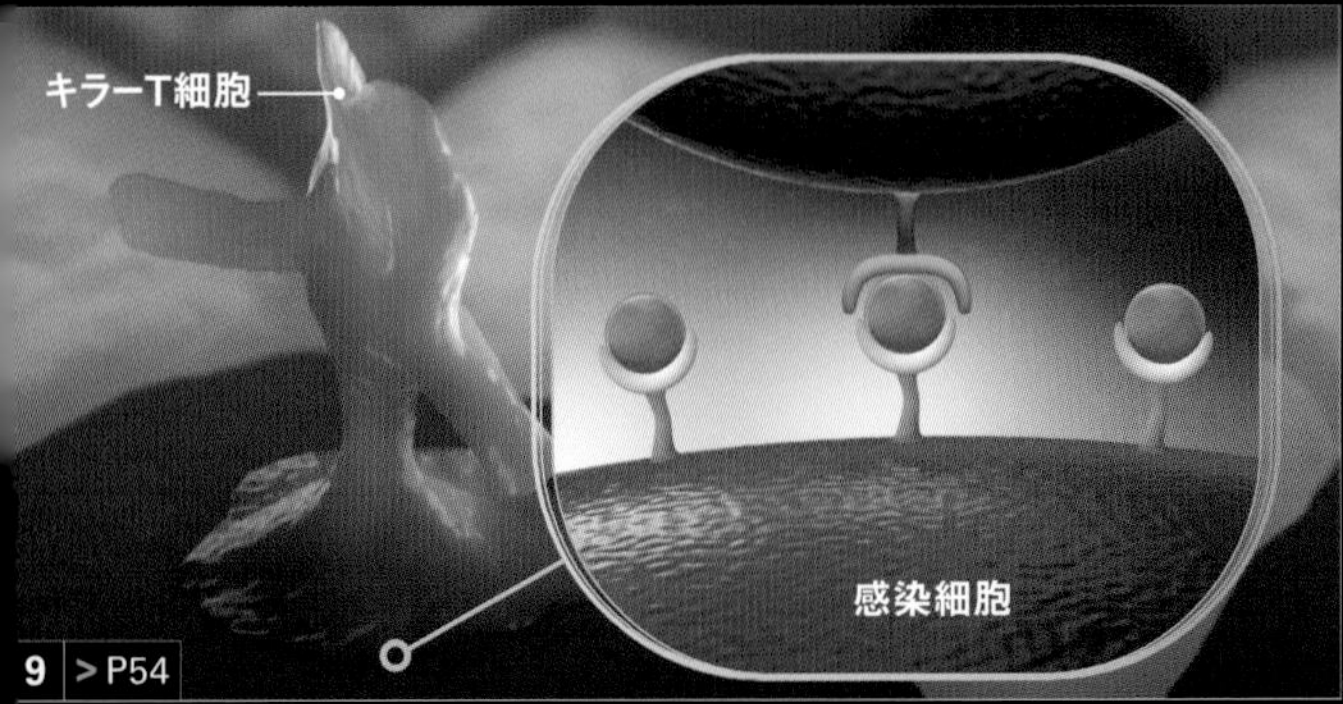

キラーT細胞は、感染した細胞の表面に示された「この細胞は感染しているぞ!」
という情報（新型コロナウイルスの断片）を手がかりに、感染細胞にとりつく。

©G.GRIFFITHS,Y.ASANO,A.RITTER University of Cambridge

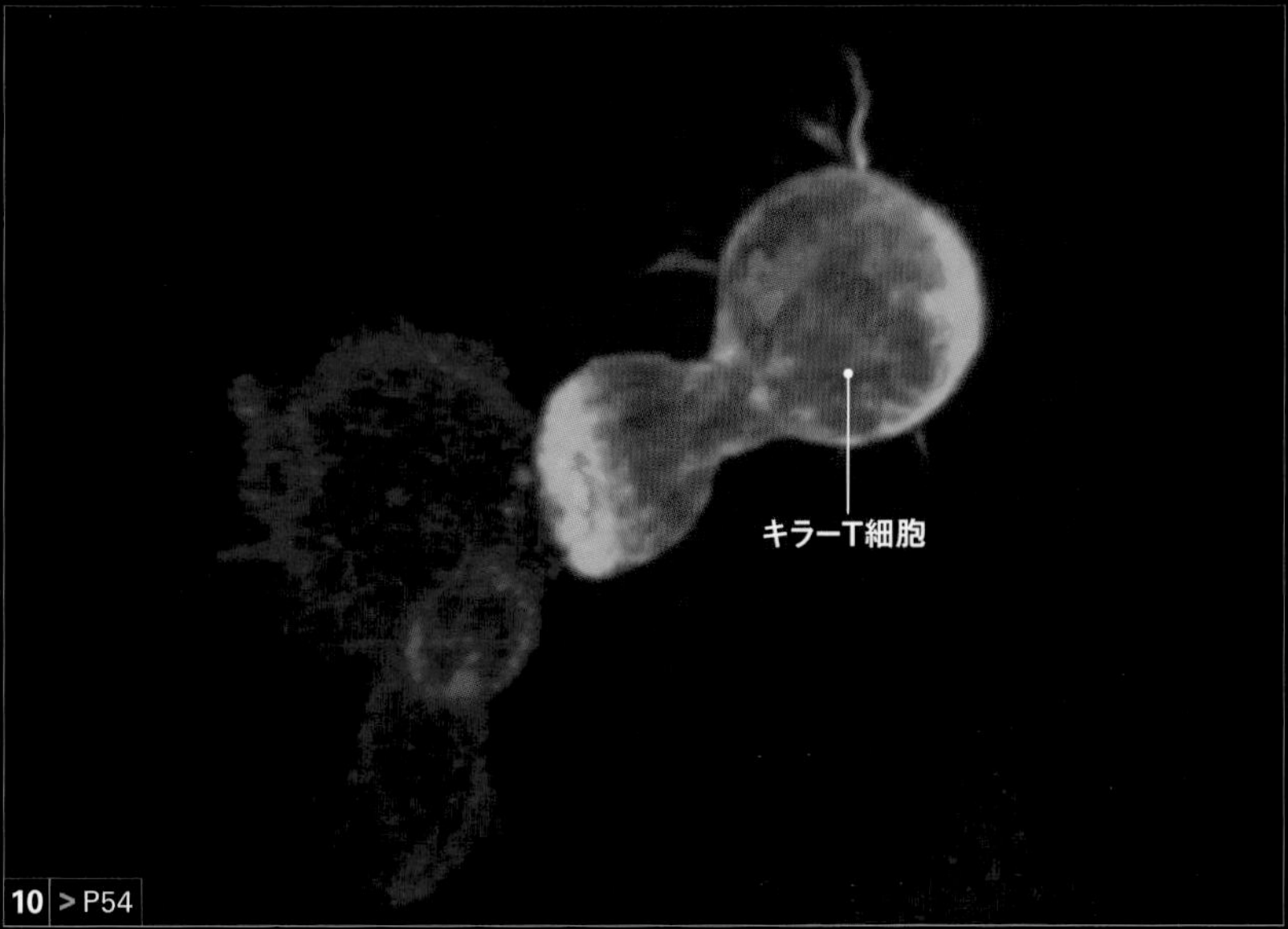

キラーT細胞がターゲットとなる細胞（青）にとりつき、毒物質を注入している場面を捉えた電子顕微鏡画像。

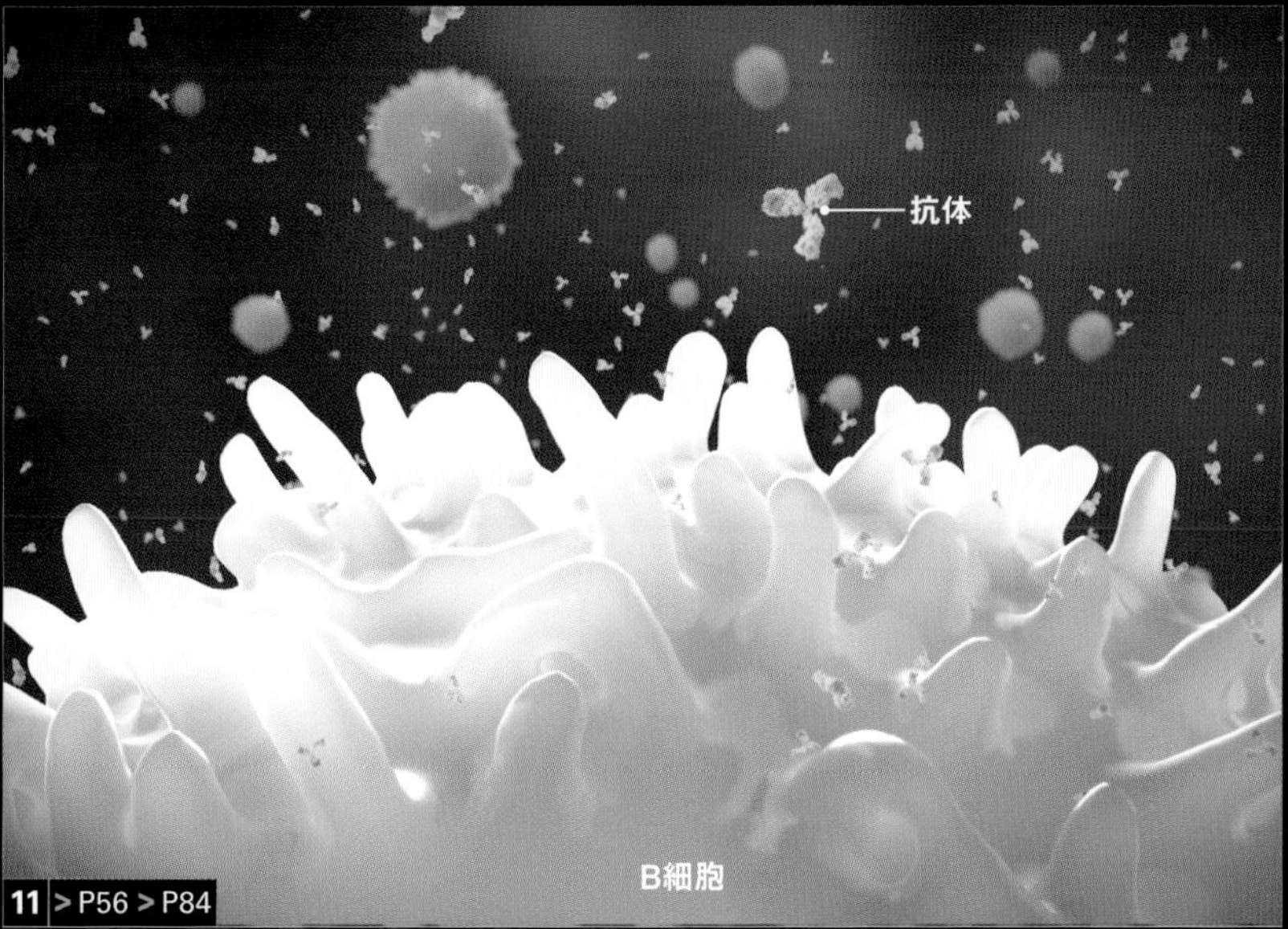

B細胞から無数の抗体が放出される様子を描いたCGイメージ。
新型コロナウイルスだけを攻撃できる飛び道具で、Yの字のかたちをしている。

免疫の暴走が重症化を引き起こす

©Universitätsklinikum Hamburg-Eppendorf

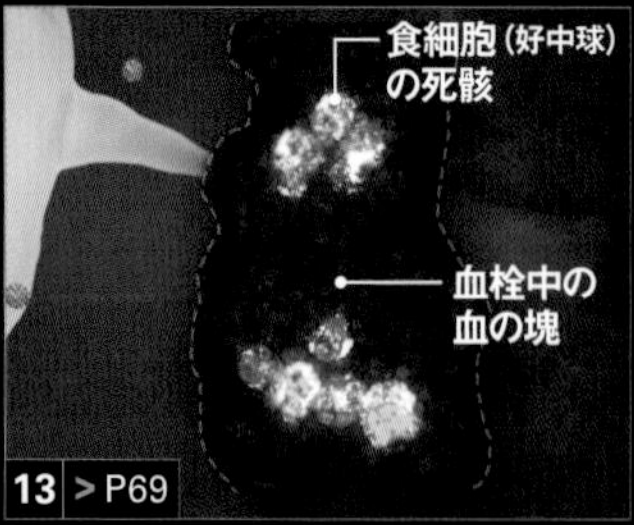

13 > P69

血栓中の血の塊の中で見つかった
好中球の死骸（青い粒）を捉えた
顕微鏡画像。食細胞の一種、
好中球が血栓形成にかかわると見られる。

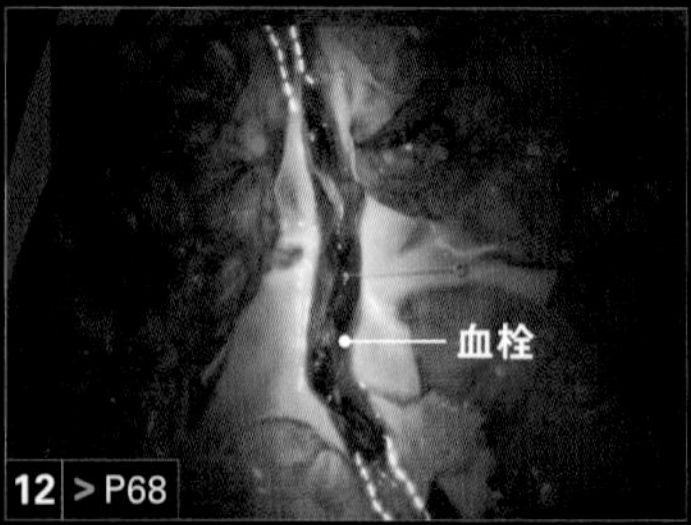

12 > P68

新型コロナウイルスに感染して重症化した
あとに亡くなった患者の肺から見つかった
血栓の顕微鏡画像。黒い塊となった血栓が
血管を塞いでいるのがわかる。

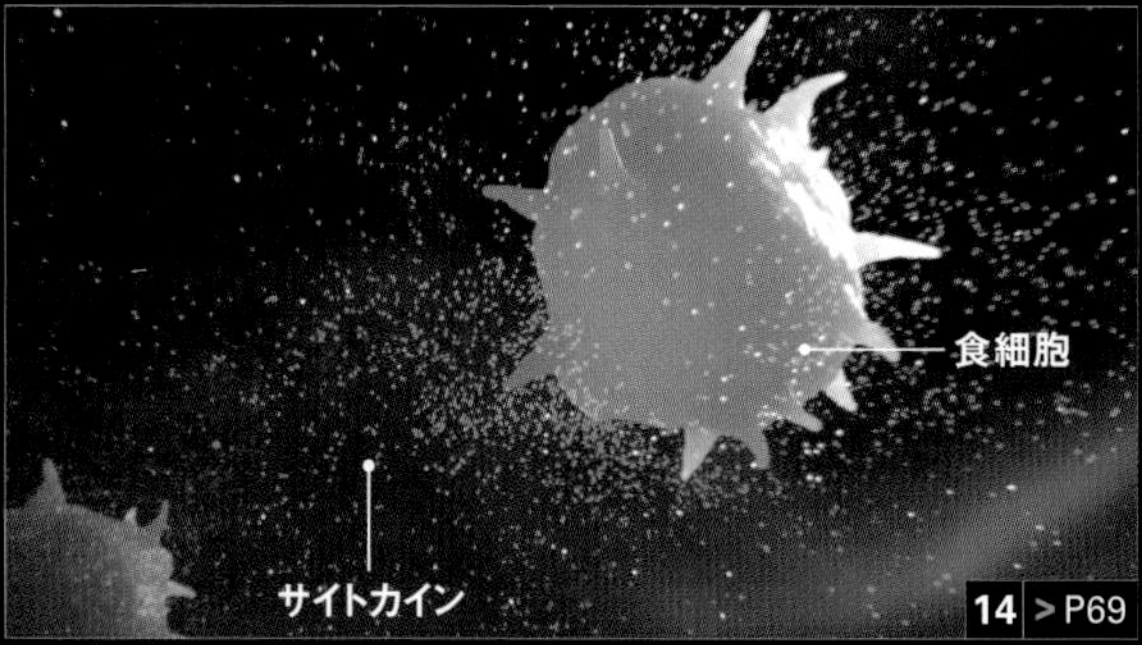

14 > P69

新型コロナウイルスで重症化した体内で、細胞同士の情報伝達を担う
サイトカインが、食細胞から大量に放出されているCGイメージ。
これによりサイトカインストームが生じ、免疫の暴走が起きると考えられている。

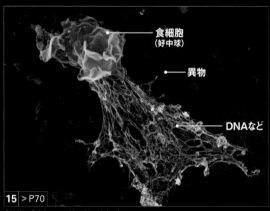

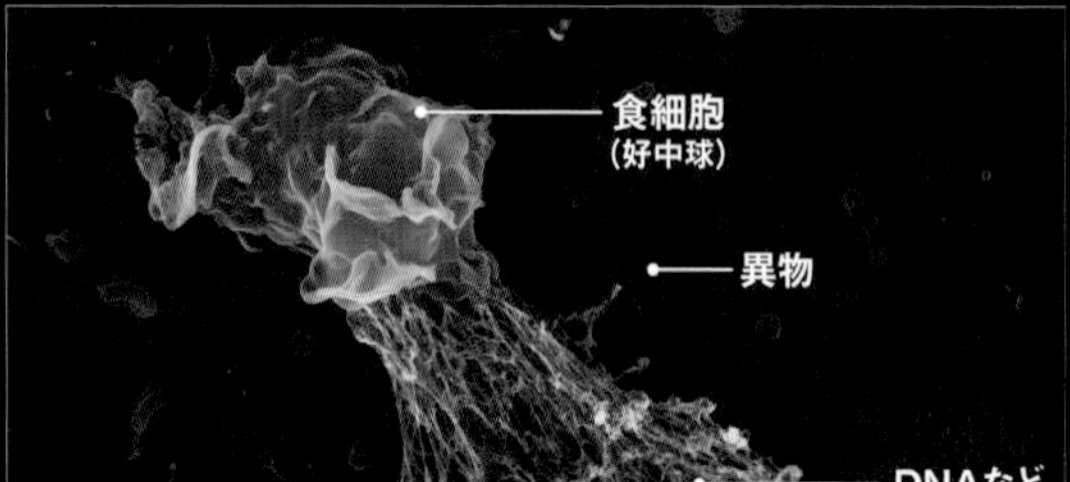

15 > P70

普段は異物を
丸呑みするだけの
食細胞の好中球が、
自らを破裂させ、
DNAなど内容物（緑）を
異物に浴びせかけている
様子を捉えた
電子顕微鏡画像。
DNAのネバネバした
性質を利用して、異物を
捕らえようとしている。

©Volker Brinkmann, Max Planck Institute

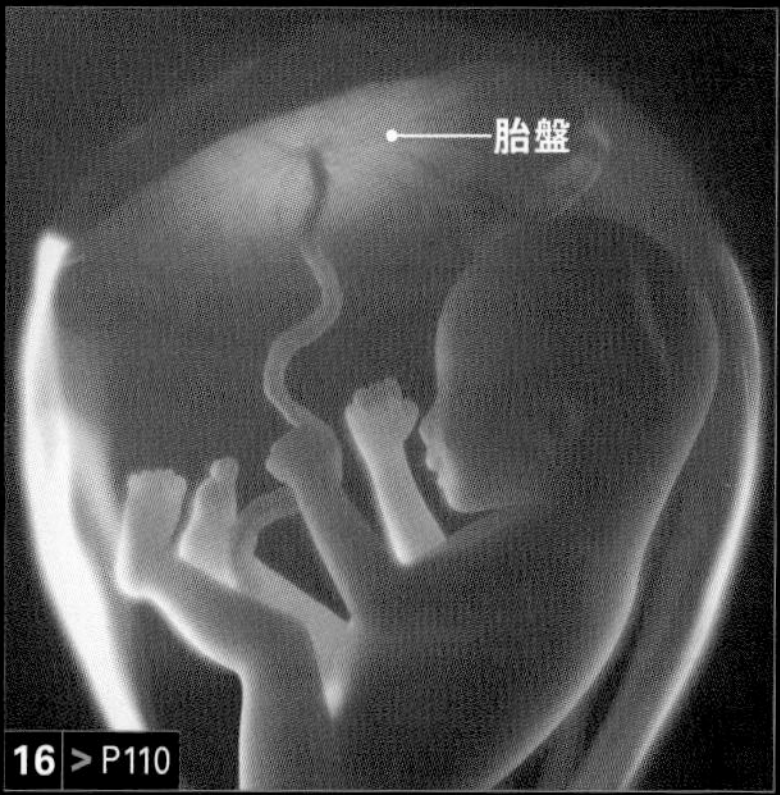

16 > P110

胎盤は、お母さんから赤ちゃんに栄養を送り、
老廃物を外に出す一方、お母さんの免疫から、
赤ちゃんを守る役割も担っている（写真はCGイメージ）。
胎盤を作る遺伝子の一部は、
ウイルスに由来すると考えられている。

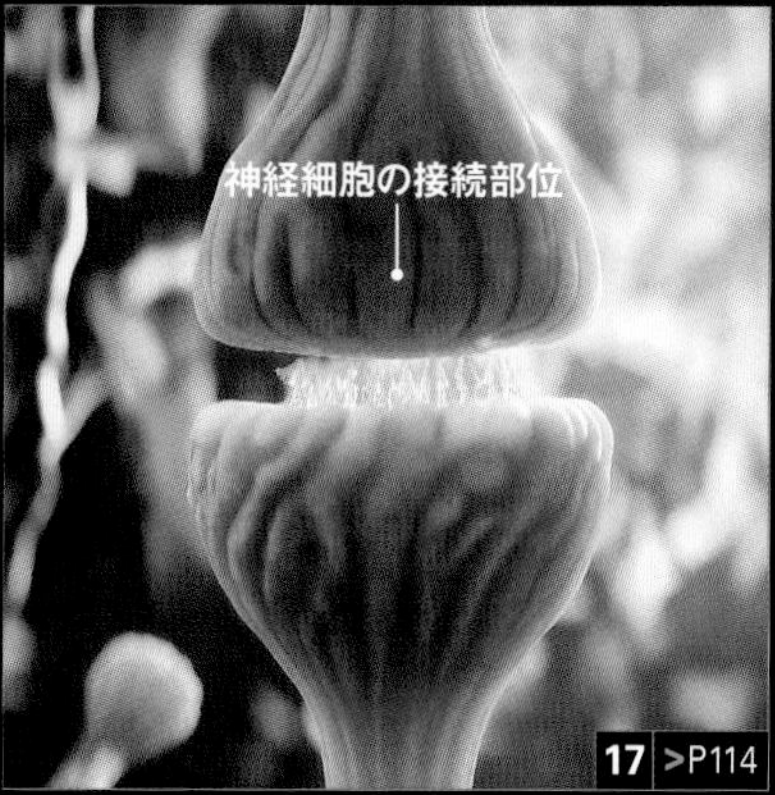

17 >P114

数日から数年、あるいは一生のあいだ維持される
長期記憶を可能にする遺伝子も、
ウイルスに由来すると考えられている。
写真は、神経細胞同士が、信号を送り合って、
情報伝達している様子のCGイメージ。

ウイルス由来と考えられる機能

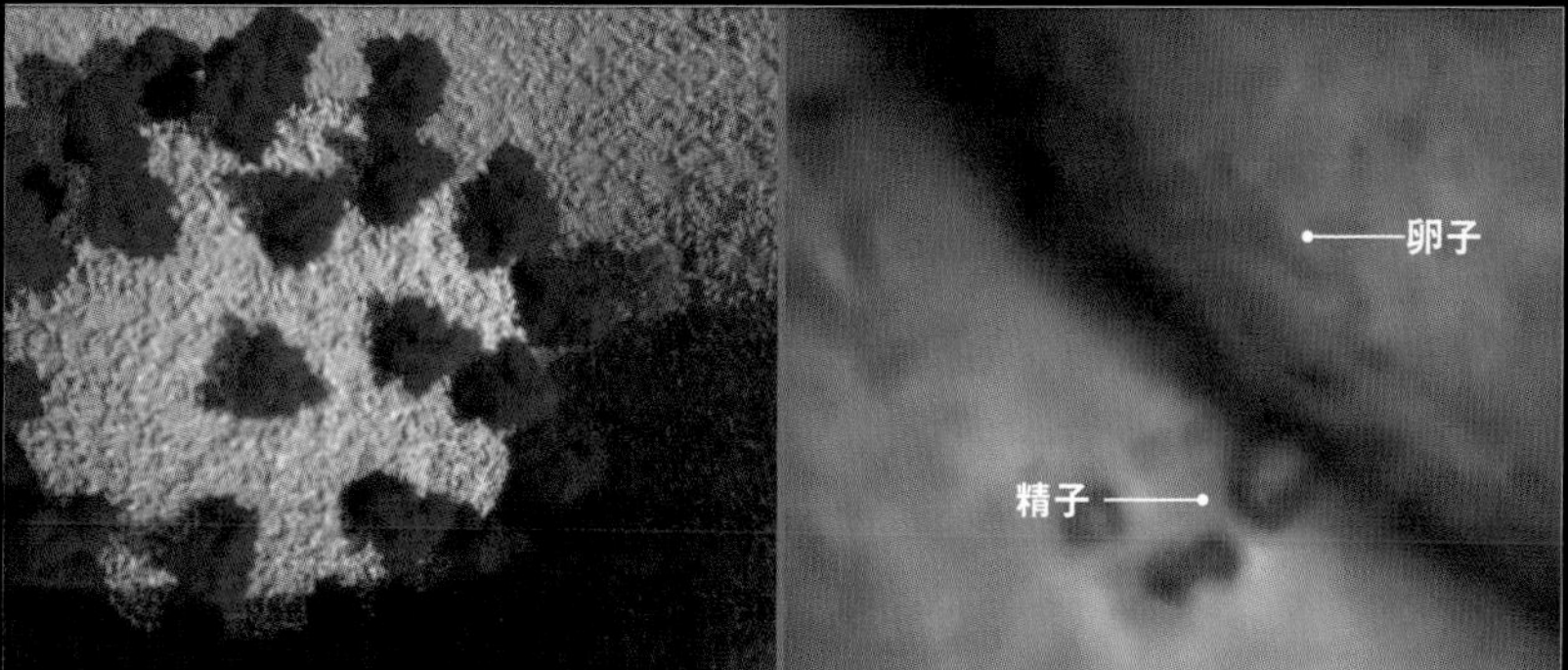

18 > P115

精子と卵子がひとつになる「受精」も、ウイルスとのかかわりが指摘されている。

左は、新型コロナウイルスが「偽の鍵」を使って、細胞に侵入する様子のCGイメージ。

右は、受精の様子を捉えた電子顕微鏡画像。精子も「鍵」を使って卵子に入りこむ。

免疫に秘められた力

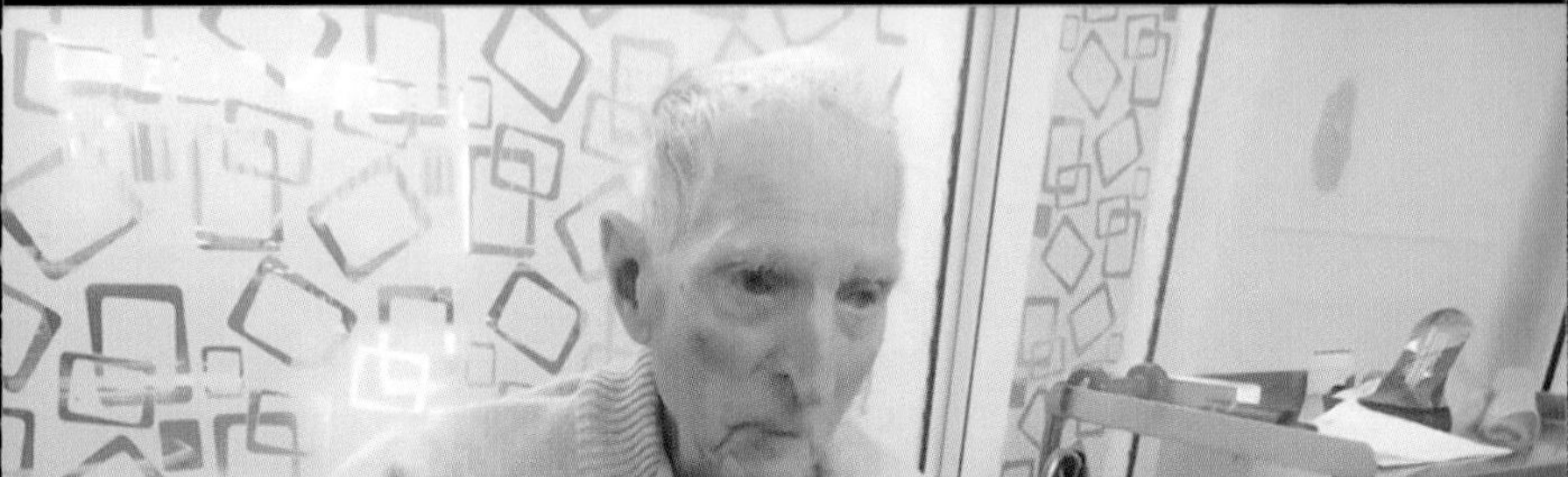

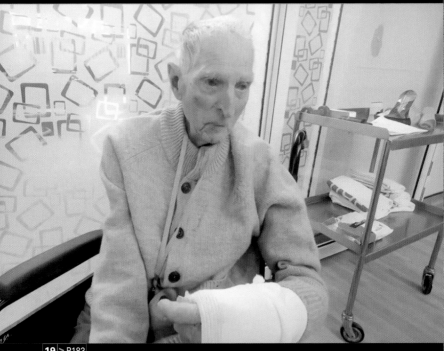

19 > P183

©RDaSH NHS / Storyful

新型コロナウイルスに感染し、入院後に回復した
イギリス・サウスヨークシャー州の
アルバート・チャンバースさん（退院時99歳）。
最新研究では、長寿者の方には免疫細胞を衰えさせない
特別な現象がある可能性が見えている。

はじめに

患者Aさんは、2020年1月3日に中国武漢市に滞在中発熱。帰国後、1月15日夜に確定診断がなされ、日本国内で確認された新型コロナウイルス感染症第一例目となりました。

それからおよそ1年。まさか、これほど長期間にわたって、全世界がパンデミックの猛威にさらされ、困難な生活を強いられることになるとは、誰ひとりとして予想することはできませんでした。そして今も、新興感染症に対して「正しく恐れる」ことがいかに難しいかを痛感する日々が続いています。

NHKスペシャルを制作する記者やディレクターは、自らの感染リスクと向き合いながら取材を続け、毎週のように放送を出し続けました。当初、念頭にあったのは、

ＳＡＲＳや新型インフルエンザのような致死率の高い感染症であることへの警戒でした。１月初め、「それほどの心配はいらないのではないか」という空気が支配していたのを覚えています。

ところが、その後、これまでの常識が通用しない新型コロナの奇妙な特徴が報告され、社会は徐々に不安にさいなまれていきます。なかでもやっかいなのは、無症状感染、そして通常の呼吸器疾患のイメージを覆す不可解な症状という、ふたつの特徴でした。

いったいこの新型コロナウイルスは何者なのか？

その謎に迫るために取材班がアプローチしたのは、最前線の研究現場でした。そこには、総力を挙げて新型コロナの正体に迫り、打開策を見いだそうとする科学者たちの姿がありました。彼らは、猛烈なスピードで新型コロナの研究を進め、これまでにない短期間で、膨大な論文を発表し続けました。

私たちは、その科学論文を読み解き、時には、世界トップの研究者たちにリモートでインタビューしながら、取材を進めました。次第に、無症状の人から次々と感染が広がる仕組みや、重症化する人としない人の違い、有効な治療薬の可能性が見え始めます。

しかし、私たちが求める情報と科学が発する情報とのあいだには、埋めがたいギャップが存在しました。世の中は、すぐにでも役立つ、本当に確かな情報を求めます。ですが、そもそも科学的な検証には時間が必要です。確かな情報は、時間をかけた検証の上にしか成り立ちません。マスクの効果ひとつとってみても、如実にそのことは表れました。このギャップが、「正しく恐れる」ことを難しくした要因のひとつでした。

そんな中で企画したのが、2020年7月4日に放送したNHKスペシャル「人体vsウイルス～驚異の免疫ネットワーク～」という番組でした。4年前に始まった「シリーズ人体」は、私たちの体内に潜む命のメカニズムを、最新の科学と高品質のCGでわかりやすくひもとき、その神秘の世界に迫ろうという番組です。スピンオフ企画である今回の番組のターゲットは、ウイルスから私たちの体を守る「免疫」です。

新型コロナ患者の免疫で起きていることを徹底的にひもとけば、逆に新型コロナの正体に迫り、今後対峙していく道筋を正しく理解することができると考えたのです。

司会のタモリさんと山中伸弥さんを、渋谷のNHK放送センターにお招きし、スタジオ収録を行った7月の初めは、ちょうど感染拡大の第二の波が気になり始めたころでした。感染対策は盤石とはいえ、ある種の緊張感が漂う中で、収録は静かに進行しました。現場には、私たちの想像をはるかに超えて、〝正しく新型コロナの正体を知ろう〟という司会のおふたりの熱量と謙虚さがみなぎっていました。

番組の視聴率は13％を超え、視聴者の方からは、「今こそ知りたい情報を丁寧に教えてくれた」「初めてこの世界の奥深さに感心し学ぶことができた」「情報を知ることと、理解することには大きな差があることがわかった」など、多くの感想が寄せられました。

本書は、番組でお伝えした内容に、最新の情報も加えながら、私たち自身の「免疫」と「新型コロナウイルス」の〝激しい攻防〟の実態、そして免疫力の本質について、さらに深く知ることを目指しました。

冬場を迎えて感染者数増加の第三の波が訪れています。

ここにきて、ただの風邪とはまるで違う、新型コロナの新たな恐ろしさも明らかになってきています。それは、感染したあと、長期間にわたって続く奇妙な症状の数々です。

下痢、不整脈、目の充血、脳にかかわる脳卒中、幻覚など、その数は、実に100以上にも及びます。味覚障害や嗅覚障害は、感染が拡大した初期のころから話題になっていましたが、それは奇妙な症状の氷山の一角にすぎませんでした。

普通の風邪のウイルスは、多くの場合、呼吸器にしか感染しません。ところが、本文で詳しく説明しますが、新型コロナウイルスは、ＡＣＥ２と言われる突起にくっつくことで細胞に侵入する特性があります。やっかいなことに、ＡＣＥ２は全身に存在するため、いたるところに感染し全身症状を引き起こすと考えられています。

国立国際医療研究センターが、63人の患者さんに対して、発症してから60日後に行った調査によれば、約２割の人に呼吸困難が続き、16％の人が、だるさや倦怠感を抱えていることがわかりました。

イェール大学の免疫学者、岩崎明子さんは、ニューヨークのクリニックのデータをもとに、この奇妙な症状が現れる人の80％程度が女性で、平均年齢も若くて44歳であることを指摘しています。重症患者の年齢層よりも若い世代、特に女性が多いことに注意を払う必要があるとしているのです。

一方で、今も科学の最前線では、免疫の仕組みをひもとくことで、新型コロナの実態に迫る研究も続いています。

たとえば「交差免疫」。交差免疫は、日本人をはじめ東アジアの国々で重症化率が低いことの理由だと言われてきました。最近になって、風邪を引き起こす季節性コロナウイルスの交差免疫に関する論文が注目を集めています。この研究で、季節性コロナに感染していない患者は、新型コロナで重症化する割合が28・1％であるのに対して、感染した患者はわずか4・8％にとどまると報告されました。

「マスクと免疫の関係」についての論文も話題を呼びました。マスクをしていると吸い込むウイルスの量が減り症状が軽くすむ可能性があるのと同時に、微量に感染することによって、免疫細胞が少しずつ訓練され、知らぬ間に新型コロナに対する免疫力を獲得できる可能性があるというのです。
これらの報告もまだ可能性であって、科学的に証明されたものではありません。しかし、新興感染症を正しく恐れるためには、こうした免疫に関係するファクトをひとつずつ積み上げていくしか手立てはないのです。

今回の番組の制作を通して学んだのは、落ちついて冷静に事態を捉え、大きな潮流として何が大切なのかを見極めることの大事さでした。その上で、どこまでも謙虚に取り組まなければならない……。
誠意ある取材現場からの報告と、タモリさんと山中さんの静かな語り合いが、そのことを改めて私たちに教えてくれました。

２０２０年12月

ＮＨＫ　大型企画開発センター　チーフ・プロデューサー　浅井健博

＊本書に登場する人物の年齢・肩書などは取材当時のものです。
＊本書はＮＨＫスペシャル「人体VSウイルス～驚異の免疫ネットワーク～」を書籍化したものです。
加えて書籍化に伴い、特別インタビュー、オリジナル記事を収録いたしました。

たたかう免疫 ◉ 人体 vs ウイルス真の主役 ◉ 目次

■特別インタビュー

山中先生に
新型コロナウイルスと
どう戦えばよいか
聞いてみた

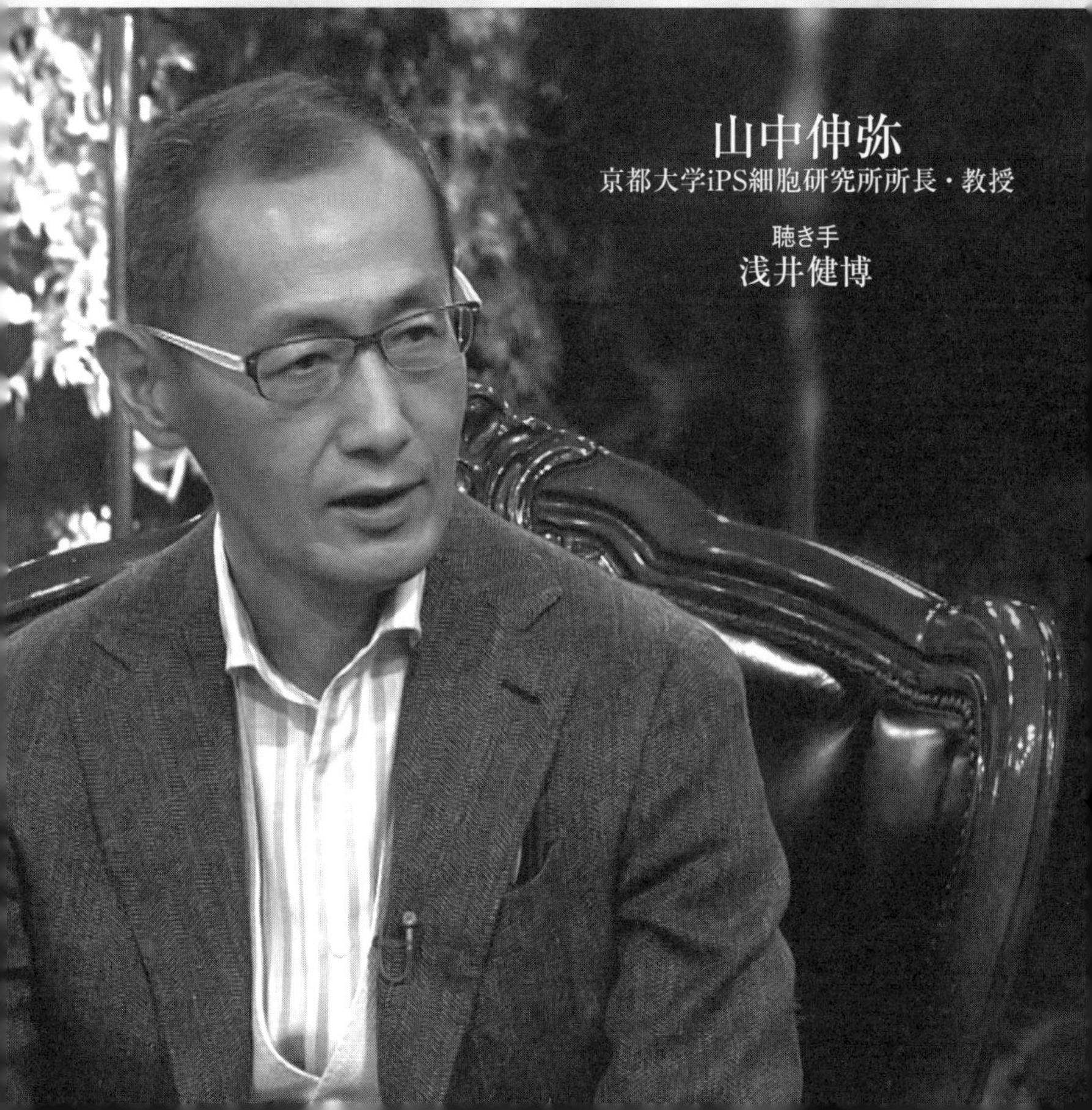

山中伸弥
京都大学iPS細胞研究所所長・教授

聴き手
浅井健博

科学者でさえ1カ月後が予想できないウイルス

——山中さんは、日本で新型コロナウイルスの感染者がまだほとんど報告されていないころから、積極的に警鐘を鳴らしてこられました。2020年3月には「山中伸弥による新型コロナウイルス情報発信」というホームページも開設された。危機感をお持ちになったきっかけは何だったんですか？

最初から心配していたわけではありません。2月上旬、サンフランシスコで友人のウイルス学者の講演を聴く機会がありました。その講演の締めくくりで、彼がこう言ったんです。新型コロナに注意する必要があるが、もっと心配なのはインフルエンザウイルスである、と。

——たしかにアメリカでは毎年数万人がインフルエンザで亡くなっていますね。

2020年の2月には、前年10月以降の死者が1万人を超えていました。それに比べれば、当時は新型コロナの感染で亡くなった人はそれほど多くなかったのです。だから彼は新型コロナについて注意すべきだが、恐れる必要はないというメッセージを発したわけです。

——しかし、現時点でアメリカだけで、新型コロナでの死者が25万人を超える事態に及びました。

世界トップクラスのウイルス学者でも、当時はこの事態を予想できなかったわけです。私ももちろん、まさかこんなことになるとは思いませんでした。しかし、帰国して、2月後半ごろから、新型コロナに関する論文を読むうちに、これは大変なことになると危機感を持ちました。これから年単位の長期的な対策が必要になることが、専門外の私にもわかった。ところが、周囲を見ると、1ヵ月か2ヵ月我慢すればいい、インフルエンザに比べればたいしたことがないという意見が大勢を占めていた。世間の雰囲気と、自分の危機感のギャップを感じて、居ても立ってもいられず、ホームページを立ち上げて、発信しはじめたんです。

——今ではマスクの着用が、各国で推奨されていますが、6月に入るまで世界保健機関（WHO）も、症状のない人がマスクをすることは推奨しないと言っていましたね。

先に触れた友人のウイルス学者も2月の講演で、医療用のN95と呼ばれるマスク以外、通常のマスクはフィルターの網目の大きさがウイルスよりも大きいから、感染を防ぐ効果は期待できないと言っていました。マスクの効果については多くの科学者が、誤った見解を持ち、人々をミスリードしました。今でも、この感染症が今後どうなるのか予想ができません。1ヵ月後どころか、1週間後の感染者がどれくらい増減するのかもわからない。

——新型コロナウイルスの感染予想をするのはなぜ難しいんですか？

その一因は、人の行動がかかわることだと思います。ウイルスの振る舞いだけで将来が決まるのであれば、ウイルスの遺伝子を解析するなどすれば、かなり正確に将来を予想できるでしょう。しかし、感染症の将来は、ウイルスと人の相互関係で決まります。人は移動し、ほかの人と会い、コミュニケーションをとります。どれだけ移動するかも、何人と会うかも、それこそ人それぞれ。人の行動を予想することは難しく、したがって人を介して感染するウイルスの広がりも予測するのが難しいのです。

——欧米に比べれば、日本の感染者や重症化する人の割合はこれまで低く抑えられてきました。山中さんはその要因を「ファクターX」と名づけ、ファクターXを解明することで、感染拡大や重症化の抑制につなげようと呼びかけられました。今、ファクターXについてどんなことがわかっていますか？

ファクターXはひとつではなく、複数であるのは間違いないでしょう。そのひとつは、マスクの習慣だと思います。また挨拶ひとつとっても、人と人との密着の度合いは地域によってかなり違います。ほかにも、人種間の遺伝的背景の違いや、本書で詳しく触れられていますが、普通の風邪のコロナウイルスが何度か流行している地域とそうでない地域など、新型コロナ流行以前の別の感染症流行の地域差がかかわっている可能性もあります。今、精力的に研究されているところですが、十分に解明できたとはまだ言えません。ファクターXがあるから安心できるという状況ではないのです。

免疫が治療薬やワクチンの要

――一方で、治療法についてはかなり進展しましたね。

臨床の先生方が、医療現場の最前線で経験を積まれて、どんな薬をいつ使えばいいか、かなりわかってきました。レムデシビル、デキサメタゾン、あるいはヘパリンなどを必要に応じて用いることで、重症化したり、亡くなられたりする例は、以前に比べれば減ってきたと思います。

――ワクチンについても、米ファイザーや米モデルナによる新しいタイプのものが、数万人規模の臨床試験で90％以上もの有効性を示したと報告されました。いよいよ接種ということになりますが、一方で、これまでのワクチンは、数年から十年にわたる長い年月をかけて開発し臨床試験を行ってきたのに比べ、安全性の面で懸念があります。

今回のワクチン開発のスピードは、人類史上最速です。これほどの速さで開発できたのは、従来のワクチンの作製法とはまったく異なる遺伝子組み換え技術を使ったからだと考えられます。しかし、この種のワクチンは人間に用いられたことがほとんどありません。今回は億単位での接種が想定されますが、仮に10万人に1人の割合で重い副反応が出るとすると、その絶対数はかなり大きくなる。ワクチンが使用できるようになったとしても、副反応にどう対処していくか、いつ誰が接種するのかに関する議論が重要になるでしょう。

――新型コロナの症状は実に複雑です。初期のころから味覚障害や嗅覚障害が回復後も続くと言われていました。それだけでなく、倦怠感や、脳卒中、目の充血など、今では100以上の奇妙な症状が報告されています。

全身さまざまな臓器に後遺症が残ることがわかってきていますが、よく見られる後遺症のひとつは、脱毛です。しかし、なぜ脱毛が起こるのかはまだはっきりしていません。これまで新型コロナとはあまり関係がないと思われていた分野、脱毛であれば皮膚科のような分野でも、新型コロナの研究は進んでいくでしょう。私たちはまだこのウイルスのごく一部しか理解していないのです。半年前よりは今は理解が進んでいますが、決して全貌を理解したわけではない。動物実験ではわからないこともあるので、すでに感染して治った方々、後遺症で苦しんでおられる方々にご協力いただいて、多角的な研究を進めていく必要があります。

――本書のベースになっているNHKスペシャル「人体VSウイルス〜驚異の免疫ネットワーク〜」は、令和2年度文化庁芸術祭参加作品となりました。ウイルスと生命の攻防の歴史をたどりながら、免疫の精妙な仕組みに焦点を当てたのも評価されたポイントのひとつです。番組では、最新の知見を踏まえて、免疫がウイルスにどう対抗するのか詳しく解説しました。

ただ、免疫はウイルスだけでなく、さまざまな病気にかかわりを持っていて、実に奥深いですね。

近年注目されているのは、がんに対する免疫です。2018年にノーベル生理学・医学賞を受賞された本庶佑《ほんじょたすく》先生らが発見された免疫チェックポイント阻害因子（162ページ参照）は、免疫のブレーキを踏んで攻撃を回避するがんに対して、あらかじめブレーキを踏めないようにして、免疫にがんを攻撃させるような働きを持っています。この発見をきっかけに、免疫療法は大きな脚光を浴びました。

——免疫の仕組みを利用して治療に生かそうという研究で、山中さんが世界で初めて開発に成功した、体のさまざまな種類の細胞に変化する万能細胞であるiPS細胞が役立っているそうですね。

iPS細胞から、がんを攻撃する特別なキラーT細胞（53ページ参照）を作り、がん患者さんに移植することを目指した研究が進められています。同様の手法で、新型コロナに感染した細胞を攻撃するキラーT細胞を作り、移植しようという試みが始まっています。すぐに治療に応用できるわけではありませんが、数年にわたってこのウイルスとつきあうことを考えると、将来的な治療のオプションとして有効ではないかと考えています。

——免疫学分野で世界的に著名なイエール大学教授の岩崎明子さんを取材したところ、iPS細胞から脳の組織を作り、新型コロナが神経細胞に感染するのかどうかを調べていると聞きました。新型コロナに感染すると、脳と体の物質のやりとりをコントロールしている部分の神経細胞が、ダメージを受けているケースがあると報告されています。

iPS細胞を使えば、脳や肺、あるいは心筋細胞など、新型コロナが直接的に、もしくは間接的に影響を及ぼすと考えられる組織を作り出せます。また、すでに感染して、いろんな症状を示した人たちからiPS細胞を作って、実際に起こった症状に近い状態を再現するような実験材料も提供することができる。その点で、新型コロナに感染すると細胞レベル、組織レベルで何が起こるのかを調べる上で、iPS細胞は有用なツールになると考えています。私たちの研究所でも研究をすでに進めているところです。

——私たちは番組制作を通じて、たくさんの研究者たちを取材してきましたが、彼らの熱意には凄まじいものがあります。その熱意は、なんとかこの危機を乗り越えようとする使命感から生まれているのだと思いますが、未知の研究対象に対する知的好奇心も彼らを突き動かす原動力になっているようです。新型コロナとの戦いがこれからも長く続くとすれば、研究者のみなさんの前向きな気持ち、熱意がますます重要になってくると思います。

パンデミックを「正しく恐れる」

――7月、「人体 vs ウイルス」のスタジオ収録で、山中さんは最後に「科学はもっと謙虚にならなければならない」とおっしゃいました。今改めて、科学のあり方についてどうお感じになっていますか？

今でも科学は謙虚であらねばならないと考えています。今回の新型コロナの流行は、決して最後のパンデミックにはならないでしょう。今後もほかのコロナウイルス、新型インフルエンザウイルス、あるいはまったく別の種類のウイルスが出てくるのではないか。もともとは動物だけに潜んでいたウイルスや細菌などの病原体が、人間にも感染して、脅威になる事態は十分起こり得ます。新型コロナで世界中のたくさんの人々が大変な目に遭っていますが、パンデミックはこれからもくり返されるでしょう。次のパンデミックに備えるためにも、今、私たち研究者は学ぶ必要があります。

――新型コロナの流行が始まってまもなく1年が経過します。「正しく恐れる」ことが大事だと言われますが、第3波に襲われる中で、どのような心構えで、私たちは新型コロナに対峙すればよいでしょうか。

このウイルスは基本的に人から人へ感染するので、私たちひとりひとりが基本的な感染対策をすれば十分対処できると思います。しかし、これから日本でも欧米に近い状況になる可能性も否定はできません。これまで日本では、3月に一斉休校や4月に緊急事態宣言など、しっかりした対策がとられていました。気づいたときには手遅れとならないように、最悪の事態を想定して、細心の注意を払って今後も対策をとる必要があります。

＊本稿は２０２０年10月に行われたインタビューによるものです。

第1章
免疫vsウイルス
●新型コロナウイルスのしたたかな生存戦略

40億年の進化――免疫はウイルスとの戦いで強化された

世界を脅かす未知なる強敵、新型コロナウイルス。なぜ無症状の人から次々と感染が広がったのか？　重症化する人としない人の違いは何か？　決定的な治療薬やワクチンができて安心できる日はくるのか？

日本で言えば、欧米などと比べて新型コロナウイルスに感染しても重症化する人、死にいたる人の数が極めて少ない。それはいったいなぜなのか？


多くの謎を解く鍵は「免疫」にある。

免疫とは、ウイルスなど病原体から体を守る機能、いわば人体を守る軍隊だ。この免疫の主役を務めるのが、侵入したウイルスと果敢に戦うミクロの戦士、免疫細胞だ。

その数はなんと約2兆個（125ページの写真）。その攻撃手段は実に多彩。敵を即座に見つけ出し、食らいつく。毒を送りこみ、消し去る。ネバネバした網を放出し、からめとる。

免疫細胞はさまざまな武器をくり出し、ウイルスに立ち向かうのだ。

一方、新型コロナウイルスは、まるで意思を持っているかのように私たちの体をだまして侵入し、攪乱させ、決定的なダメージを与える一歩手前で、別の獲物に飛び移るといった狡猾な振る舞いを見せる。

そこには免疫とウイルスとの闘争の長い歴史が背景にある。ウイルスがまるで意思を持っているかのように巧妙に振る舞えるのは、われわれ生命が進化し、複雑化したことと表裏一体なのだ。

それは言いかえると、おたがいが相手を超えるために高めあってきた歴史と言える。いったいそれはどんなものだったのか？　まず、免疫とウイルスの基礎知識として、その戦いの起源をひもといてみよう。

「自然免疫」の出現──敵が来たら丸呑み

私たちの体内には、感染初期に働く「自然免疫」と、一度戦った病原体を記憶し、免疫力を作り出す「獲得免疫」のふたつの免疫システムがある。

生命の進化をたどると、特に自然免疫は、最初に誕生した免疫システムで、途方もなく大昔から存在していることがわかっている。

40億年前、私たちの祖先は、たった1個の細胞からなる「単細胞生物」だったが、ウイルスもすでに出現していた。

生物は自分で栄養を取り入れて、細胞を複製して増えることができる。それに対してウイルスは自分だけでは栄養を取り入れることも、複製して増えることもできない。自分自身の遺伝物質は持っているが、それをコピーしたり、遺伝子の情報から自身の体を作り出すための器官を持っていないからだ。このためウイルスは、細胞に侵入して、細胞が持っているさまざまな機能を横取りして増殖する。

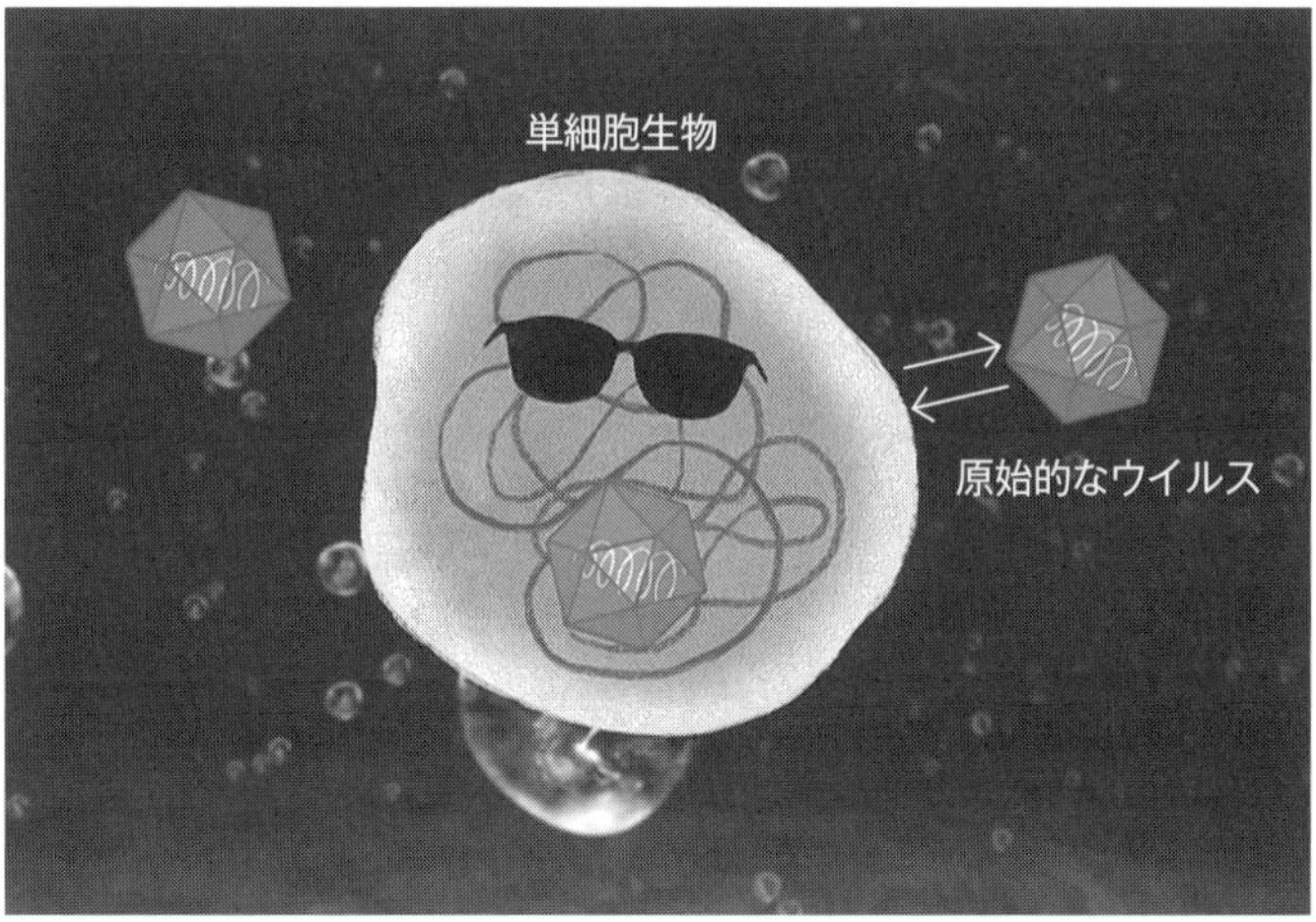

タモリさんをイメージして進化の過程を解説。たった1個の細胞からなる「単細胞生物」の時代、生命は免疫システムを持っておらず、ウイルスが細胞に自由に出たり入ったりをくり返していたと考えられている。

そのころ私たちの祖先はまだ今のような免疫システムを持っておらず、ウイルスは簡単に細胞の中に入ったり出たりしていたと考えられている（上の図）。

ところが、今から約22億年前、地球の環境に異変が起こり、地球全体が凍りつく「スノーボールアース（全球凍結）」の時代が訪れる。北極や南極から赤道付近まで完全に氷に覆われたのだ。

スノーボールアース時代、極度の低温環境の中、生物の大量絶滅が起こった。しかし、やがて火山活動によって大気中の二酸化炭素が増えると、その温室効果によって氷が溶けて全球凍結が終わる。そして地球全体の温度がぐんぐん上昇。

地表から鉱物が海洋へ溶け出し、その栄養分によって、最古の生物の一種であるシアノバクテリアが爆発的に繁殖した。彼らの光合成で作られた酸素が大気中に大量に放出されたと考えられている。

酸素が一気に増加したことで、私たちの祖先は酸素呼吸を行う真核生物に進化、そして、酸素呼吸によって作り出した多くのエネルギーのおかげで複数の細胞からなる「多細胞生物」へと進化した（33ページの上図）。

その結果、細胞同士の役割を分担するようになった。運動機能を担当する細胞、消化機能を担当する細胞といった具合だ。

さらに、「敵が来たら丸呑みする」という役割を担う、免疫細胞が生まれたと考えられる。これが、現在の私たちの免疫のうち、怪しいものが侵入してきたらすぐ攻撃をしかける自然免疫の細胞のひとつ「食細胞」だ。

こうして、いよいよ生命は、ウイルスと戦い始めたのだ。

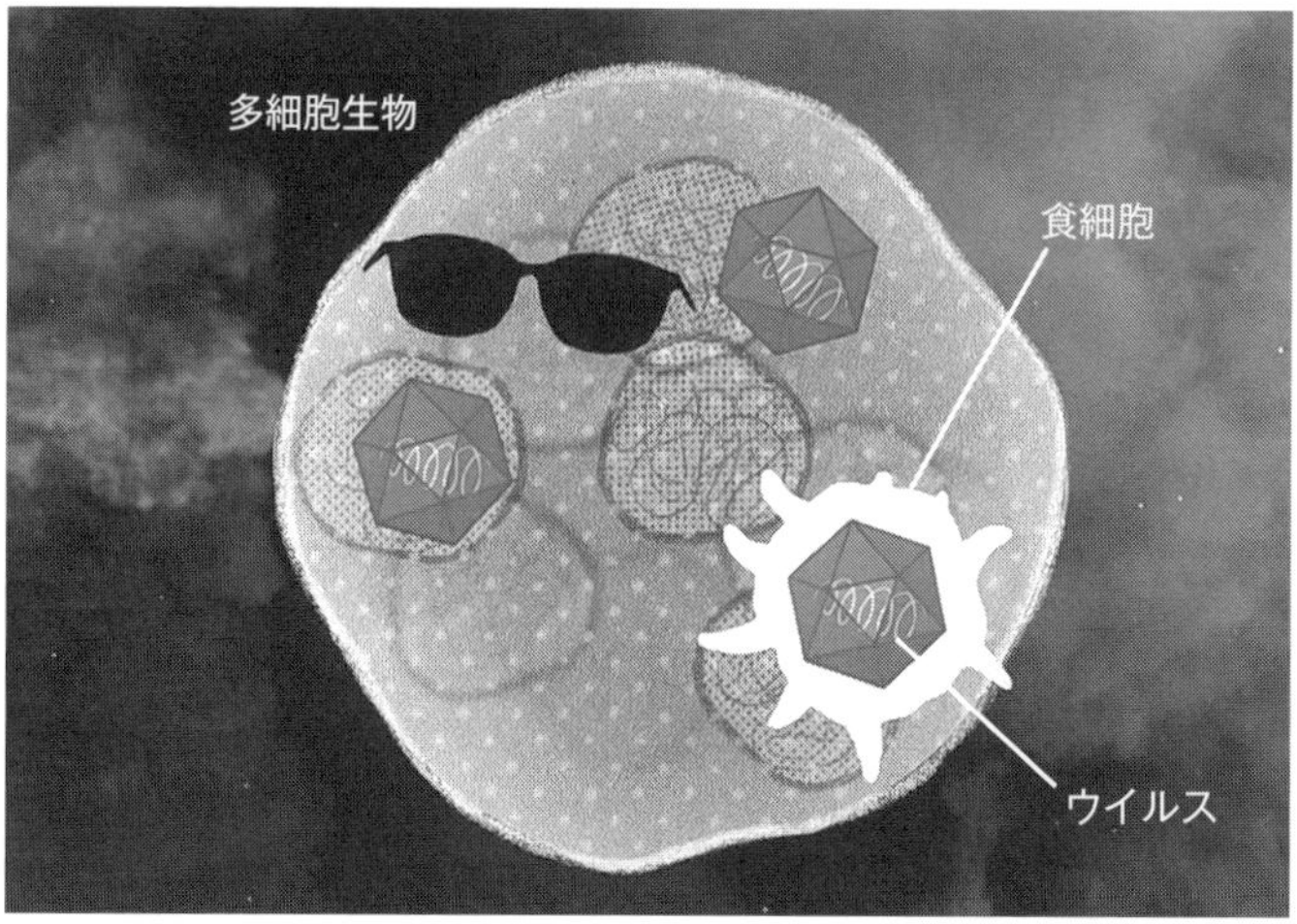

「多細胞生物」の時代、細胞の役割分担が進み、ウイルスや細菌などの敵を丸呑みする食細胞が現れ、自然免疫が発達したと考えられている。

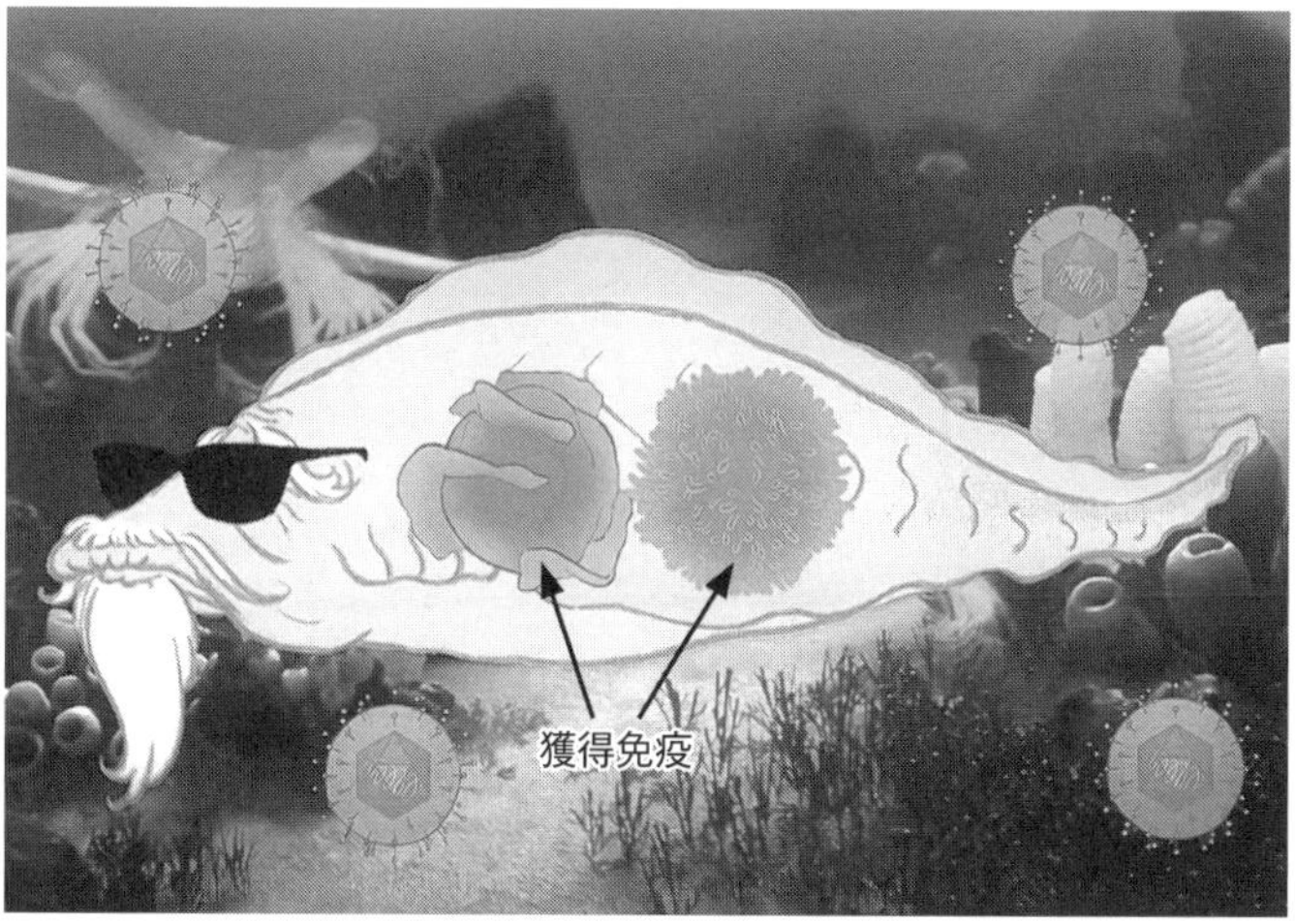

細胞に侵入する「偽の鍵」を身につけたウイルスに対抗するため、生物は、一度出会った敵を記憶し、専門的に攻撃する獲得免疫を発達させたと考えられている。

「獲得免疫」の進化——寿命が延びた人類を守る

さらに時代が進み、約5億5000万年前、太古の海の中で、「カンブリア大爆発」が起こる。今日見られる生物の姿からは思いもよらないくらい奇妙で、不思議な生物たちがカンブリア紀に突如として出現し、種類も爆発的に増えたのだ。

生物の多様化と時を同じくして、ウイルスの姿も劇的に変化した。

一方、私たちの祖先は、寿命が延び、一生のあいだに何度も同じウイルスに侵入されるようになった。そこで一度出会った敵を記憶して、専門的にやっつける「獲得免疫」の細胞が現れたと考えられる（33ページの下図）。

壮大な進化の過程で備わった「自然免疫」と「獲得免疫」。このふたつの免疫を構成する細胞は実に40種類以上。私たちの体は、多様な免疫細胞たちが協力し合う、免疫ネットワークによって守られているのだ。

新型コロナウイルスとの攻防——気道を突破

なぜ、私たちの体内に免疫という仕組みができたのか、進化の歴史をたどってきた。そこでいよいよ、新型コロナウイルスと免疫の攻防を、最新科学がどこまで明らかにしているのか覗いてみよう。

もしあなたがウイルスに感染したら、体の中では何が起きるのか。

新型コロナウイルスは、感染した人の口から飛び散る、ごく小さな飛沫などに潜んでやってくる。直径1ミリ程度の飛沫の中には700万個ものウイルスが含まれていることもある。

（ウイルスたちが今、あなたの鼻や口に飛びこんできた！）

しかし、そう簡単に先へ進めるわけではない。ウイルスたちにとって最初の関門は、空気を肺に吸いこむ「気道」だ。

気道の表面を電子顕微鏡で1万倍以上に拡大したのが口絵2である。気道の内側の壁に、毛のようなものがたくさん生えているのがご覧いただけるだろう。これが「線毛」で、体に入ってきたウイルス、細菌、ホコリ、煤煙《ばいえん》などの異物を排除する役割を果たすお掃除屋さんだ。

気道の表面に分泌されている粘液に異物が捕らえられると、線毛は細かな動きで粘液ごとその異物を外へ外へと押し返す。まるで運動会の大玉送りのように、一本一本の線毛が、次から次へ異物を受け渡しながら運んでいくのだ。

喉まで戻ってきた異物は、くしゃみ、咳、鼻水、痰《たん》として再び体外へ吐き出されるか、食道から胃に入り、消化される。鼻の粘膜がふくらんで、さらなる異物の侵入を防ぐ仕組み、鼻づまりも起こる。

ところが、あなたの体に入った新型コロナウイルスはこの線毛を巧みにすり抜けてしまうことがある。線毛の動きを止める働きを持っているのだ。こうしてウイルスは気道を通り抜け、ついに肺の奥深くまで到達する。

「偽の鍵」を使った侵入で感染が始まる……

ウイルスが肺の深部、酸素を取りこむ肺胞細胞に近づいていく。その狙いは、細胞表面にある、大きさわずか0・1ナノメートル（1000万分の1ミリメートル）の突起だ。新型コロナウイルスが狙う細胞表面の突起は、ACE2（アンジオテンシン変換酵素2）受容体と呼ばれる。

一方の新型コロナウイルスは受容体の1000倍、直径約100ナノメートル。それでもヒトの細胞の数百分の1程度だ。形状はほとんど球形で、カプセルのような構造。外側の殻はタンパク質でできており、その内部に、ウイルスの設計図であるRNAを収めている。

その表面にはスパイクタンパク質と呼ばれる「トゲ」が突き出ており、その姿が、王冠（コロナ）に似ていることが名称の由来だ（口絵1）。

新型コロナウイルスは、このトゲをまず細胞表面に突き出たACE2受容体にピッタリ結合させる。すると、不思議なことに細胞の表面が陥没し、ウイルスは細胞の中に取りこまれてしまう。これがウイルスの「感染」だ（口絵3）。

細胞の表面にあるACE2受容体にはさまざまな役割がある。たとえば、細胞が必要とする物質を取りこむ際、扉を開ける「鍵穴」のような働きをする。細胞の中に入れるのは、鍵穴に合う鍵を持っているものだけで、取りこまれる物質には、鍵となる構造があるのだ。

ところが、なんとウイルスは、この細胞の鍵穴にぴったり合う「偽の鍵」を持っているのだ。そのおかげで細胞をだまし、侵入を果たすことができる。新型コロナウイルスが持っているのは、ACE2受容体という鍵穴に合う偽の鍵である（口絵4）。

このACE2受容体は、肺のほか、心臓、腎臓、消化管などの臓器の細胞にも存在する。だから新型コロナウイルスは、私たちの体内のさまざまな細胞に感染し、多様な症状を引き起こすのだ。

ちなみにウイルスと同じように体に入って悪さをする病原体に細菌がある。ただし細菌の場合、一部の細菌（結核菌やチフス菌など）を除けば、大部分は細胞の外で毒素を出して体にダメージを与える。ウイルスのように細胞内に侵入することはない。

細菌とウイルスのいちばんの違いは、自分で自分のコピーを作れるかどうかだ。細菌は、自らの遺伝情報をもとにタンパク質を合成し、自分で自分のコピーを作って増える。細胞内に入りこむ必要はない。

一方、ウイルスは自分で自分のコピーを作るための基本的な装置を持っていない。細胞に感染することで初めて自分自身のコピーを作って増えることができるのだ。細胞に侵入したウイルスは、その細胞が持っている遺伝子の複製機能やタンパク質の生産機能を横取りし、ウイルス自身のコピーを作る。工場に不法侵入して、製造設備を乗っ取るようなものだ。

口絵5は、新型コロナウイルスに実際に感染した細胞の内部を、電子顕微鏡で捉えたものだ。丸いものは、すべてウイルス。細胞に侵入したウイルスは1000倍にも増殖し、再び外に飛び出す。

そして口絵6は、細胞から、赤く示した無数の新型コロナウイルスが飛び出す瞬間を捉えたものだ。

ウイルスにもよるが、侵入した1個の細胞から100万にも増殖したウイルスが放出されることもある。ウイルスの放出時に細胞は破壊され、組織はダメージを受けて、本来の機能を果たせなくなり、それが原因でさまざまな症状が現れる。肺なら咳、呼吸困難、倦怠感といった症状、つまり肺炎が起こる。飛び出した大量のウイルスは、新たに感染する細胞を求めて散らばっていく。

このままでは、肺の細胞が次々とウイルスに感染して、肺炎がさらに重症化してしまう（41ページの図）。そこで働き始めるのが私たちの免疫機能だ。

感染にミクロの防衛隊が迎え撃つ

新型コロナウイルスに感染した細胞は、ウイルスに乗っ取られ、なすすべもなく静かに息絶えてしまうわけではない。

実は、ウイルスが侵入したことを周囲に伝える粒状の警報物質インターフェロンを大量に放出し、免疫細胞に「敵が来たぞ！」と危険を伝えるのだ。

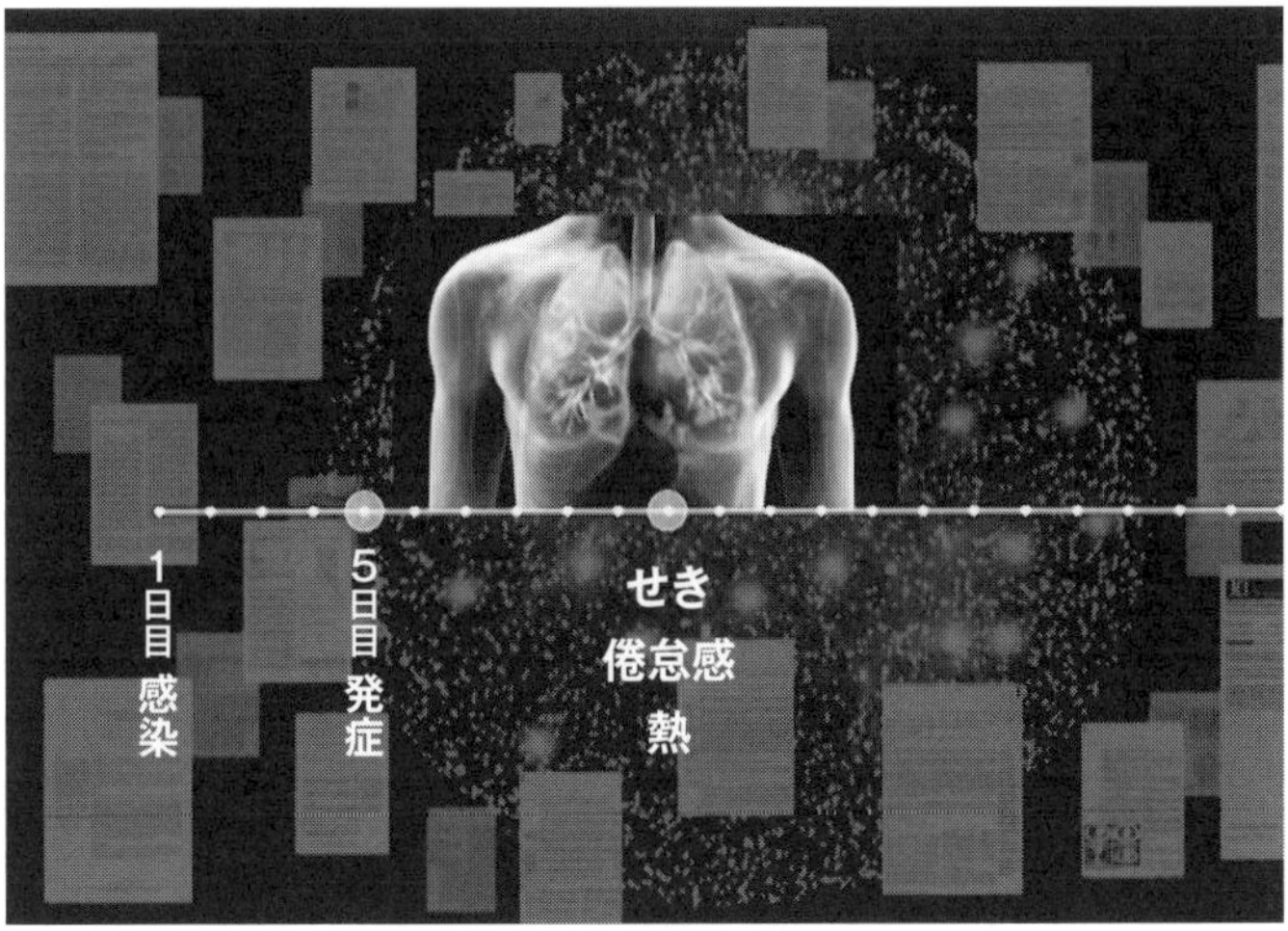

新型コロナウイルスに感染すると多くの場合、5〜6日で発症し、
せき、倦怠感、熱などの症状が1週間から10日程度続く。
重症化して呼吸困難や肺炎に陥る人がいる一方、感染しても無症状の人もいる。

いよいよこれから免疫とウイルスの攻防が始まる。

警報物質は、血流に乗って全身に広がっていく。

この警報物質のメッセージを受けとるのが、私たちの体を守る防衛隊、免疫細胞だ。口絵7に、血管の中を転がる丸い細胞が見える。これが「食細胞」と呼ばれる、免疫細胞の一種である。

普段は血液中を移動しながら、病原体や異物の侵入を警戒している食細胞だが、「敵が来たぞ！」というメッセージを受けとると、血管から外に出て移動し始め、感染が起きている現場へ急行する。食細胞が現場を見つける手がかりとなるのは、警報物質の濃度の違いだ。警報物質の濃度が高いほど、ウイルスの侵入した細胞が存在する場所に近い。この情報をたよりに現場へと向かっていくわけだ。

そしてターゲットとなるウイルスなどの異物を見つけると、食細胞は近づいて、がぶり！　と丸呑みする。食細胞という名前のごとく、得意技は丸呑み攻撃だ。自分より大きな細菌でも丸呑みする能力を持っている。

ウイルスを真っ先に見つけ「丸呑み攻撃」で敵を討つ、この強力な防衛隊が、およそ20億年前からウイルスに対抗するために備えられた「自然免疫」だ。私たちの誰もが生まれつき持っていて、この自然免疫の段階で新型コロナウイルスを完全に退治できる人が多いこともわかってきている。

すなわち新型コロナウイルスに感染して無症状ですむ人は、体の中で大食らいの食細胞が大活躍していると考えられる。

自然免疫の攻撃をすり抜ける驚きの能力

ところが、この自然免疫だけではウイルスを退治できない場合もある。そうなると症状は途端に悪化していく。

（そのときいったい体の中では何が起こっているのか？）

実は、新型コロナウイルスは「自然免疫の攻撃をすり抜ける」驚きの能力を持っている可能性が、最新の研究で明らかになってきた。

突き止めたのは、東京大学医科学研究所准教授の佐藤佳さん（45ページの写真）。佐藤さんが注目したのは、新型コロナウイルスの内部に格納された遺伝子の情報だ。実験から、ある遺伝子に、自然免疫を欺くやっかいな能力があることを見つけ出したのだ。

前に説明したように、ウイルスが細胞に侵入すると、感染した細胞は「敵が来たぞ！」と伝える警報物質インターフェロンを大量に放出する。ところが新型コロナウイルスが持つ、その特別な遺伝子が働くと、なんとインターフェロンが作られる量が約10分の1にまで抑えこまれてしまうことがわかったのだ。

実は新型コロナウイルスと同じ仲間であるＳＡＲＳコロナウイルスも、インターフェロンを抑える働きを持っている。ＳＡＲＳコロナウイルスは２００２年11月に中国南部の広《カン》東《トン》省で発見された。03年７月にかけて広東省、香港などで約８０００人に感染が広がり、たちまち32の国と地域に拡大、８００人近くの死亡者を出したが、その後、終息し、現在にいたっている。

ＳＡＲＳコロナウイルスでは、ＯＲＦ３ｂという遺伝子が、インターフェロンを抑えこむ働きを持つことが知られていた。それならば、ＳＡＲＳコロナウイルスと遺伝情報が約80％似ている新型コロナウイルスのＯＲＦ３ｂも、同じ働きを持っている可能性は十分にある。

ところが、佐藤さんを含め、多くの研究者は新型コロナウイルスには、ＳＡＲＳコロナウイルスと違って、ＯＲＦ３ｂにインターフェロンを抑えこむ力はないと予想した。

なぜか？　それは両者のＯＲＦ３ｂに決定的な違いがあったからだ。新型コロナウイルスのＯＲＦ３ｂは、ＳＡＲＳコロナウイルスのＯＲＦ３ｂよりずっと短かかった。それだ

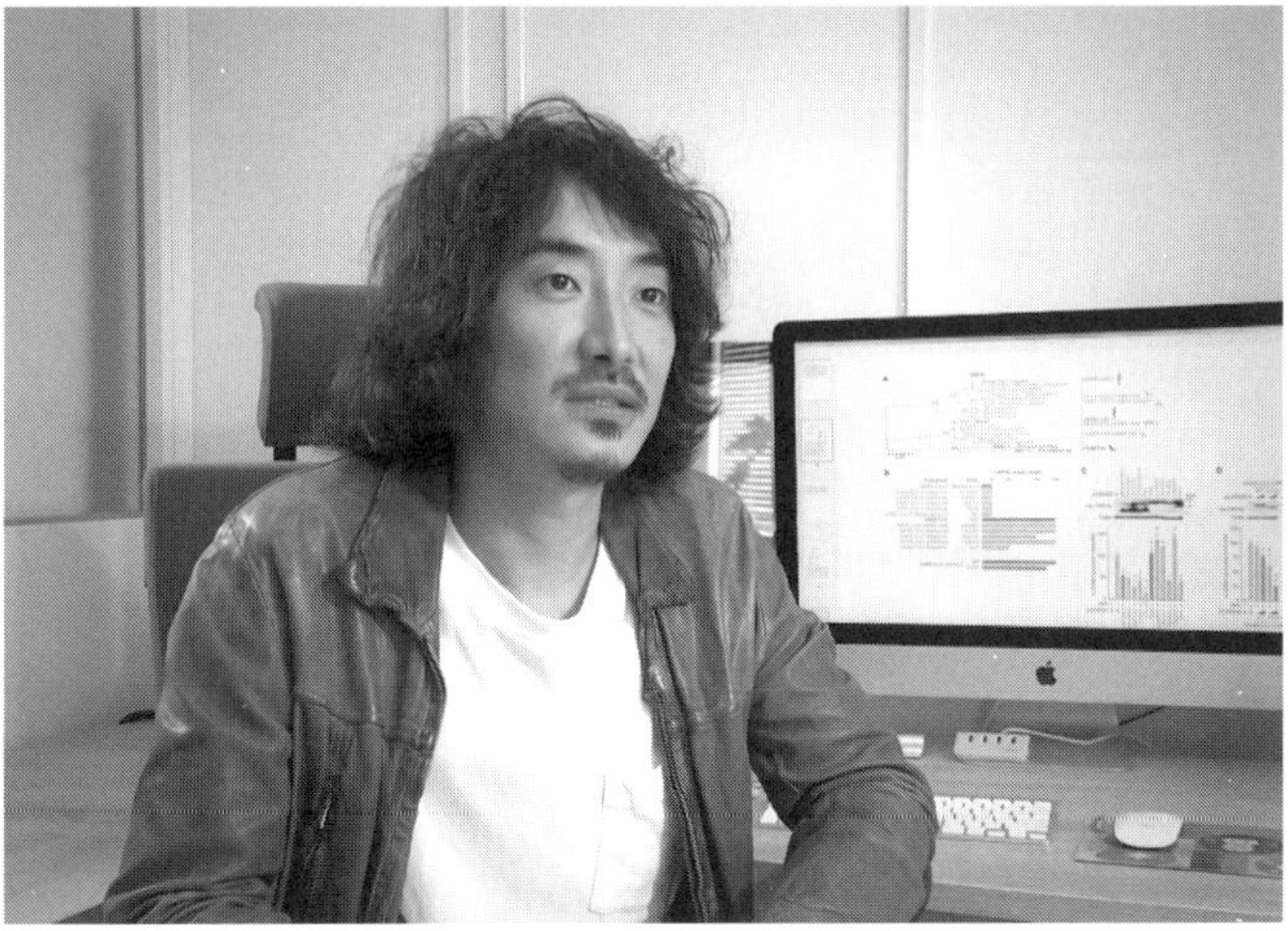

東京大学医科学研究所附属感染症国際研究センターの佐藤佳准教授。

け短かいのだから、ORF3bが作るタンパク質の働きは全体に低下し、インターフェロンを抑えこむ力も失われているはずだと考えたのだ。

しかし、話はそんなに単純ではなかった。

「新型コロナのORF3bの研究を（2020年）4月から始めたんです。ところが、僕たちが実験をしても、別のグループに頼んで実験をしてもらっても、予想とは逆の結果が出ました。これはどういうことだろうと思っていたところ、アメリカの論文で、新型コロナの感染者では、インターフェロン応答が起きにくいと報告された。そこで、当初の想定とは逆に、ＯＲＦ３ｂにはインターフェロンを抑える機能があるのではないかと考えるようになったんです。そのことを実験で確かめたのが5月の頭です」（佐藤さん）

インターフェロン応答とは、ウイルスに感染した細胞が反応してインターフェロンを作ることだ。もしインターフェロン応答が起きにくい、つまりインターフェロンがうまく作られないと、敵が侵入したという情報が伝わらないため、あの大食らいの食細胞が出動してくれず、野放しとなったウイルスが大増殖することになる。

佐藤さんらが確かめたのは、新型コロナのＯＲＦ３ｂの働きで、インターフェロンが出にくくなるということだった。

別の研究では、インターフェロンが出ない場合、新型コロナウイルスはわずか2日で、1万倍に増えてしまうこともわかった。

「今回の新型コロナで特に重症化した方においては、顕著にインターフェロンが作られる量が低いことが報告されています。それによってウイルスが増え、全身に広まって、重症化につながっている可能性は十分にあると思います」（同）

変異を続ける新型コロナウイルス

警報物質インターフェロンを抑える能力の強化をもたらしたのは、ウイルスの変異による。変異は症状の深刻化のほか、感染して回復したあとの再感染やワクチンの無効化などにつながる恐れもあり、新型コロナウイルスの変異を伝える報道に全世界がおびえた。

それではなぜウイルスの変異は起こるのか？

遺伝物質しか持っていないウイルスは、単独では自らをコピーできない。だから、ウイルスは感染した細胞の増殖装置を横取りして、自らの遺伝情報をコピーする。

ところがＲＮＡを遺伝物質とするウイルス（ＲＮＡウイルス）は、コピーするときに、遺伝情報の一部が失われたり、置きかえられたりなど、コピーミスが起こりやすい。これが変異と呼ばれる現象だ。ＤＮＡを遺伝物質とするウイルスや生物と異なり、変異を見つけて修復する仕組みを持っておらず、変異が発生しやすいのだ。変異がくり返され、蓄積すると、遺伝子の働きが失われたり、逆に新たな機能が獲得されたりして、ウイルスは

「進化」する。

だが新型コロナウイルスはＲＮＡウイルスでありながら、極めて例外的に変異の修復機構を持っている。そのためほかのＲＮＡウイルスと比べれば、新型コロナウイルスの変異のスピードは遅いと考えられている。

しかし気になる事実が浮かび上がっている。新型コロナウイルスの警報物質インターフェロンを抑える能力が、より強力になり始めている可能性があるのだ。

4月以降に感染が急速に拡大した南米・エクアドルにおいて、新型コロナウイルスのインターフェロンを抑えるＯＲＦ３ｂ遺伝子に変化が見つかったのだ。

その変化を見つけるきっかけをつくったのが、首都のキトにあるサンフランシスコ・デ・キト大学病院で新型コロナウイルス患者の分析を行っているポール・カーディナスさんだ。同病院は、病床数２００で、地域では最大の規模を持つ。

「ある家族でクラスターが発生して、同じ建物に住む父、母、兄弟2人の4人が大学病院に運ばれてきました。4人とも発熱や咳の症状があり、呼吸困難に陥ったので、集中治療室に移され、人工呼吸器を装着されました。お父さん、お母さんは高齢でしたが、兄弟は、まだ39歳と40歳でした。この年齢でここまで急速に悪化するなんてどうもおかしいと感じたんです。この感染症で重症化するのは、多くの場合、高齢者です。あるいは高血圧、心臓疾患などの病歴を持っている人もリスクが高い。しかしこの兄弟は若く、健康でした。４人家族のうち父親と弟は一命をとりとめましたが、残念ながら母親と兄は亡くなりました」（カーディナスさん）

カーディナスさんは、兄弟２人からウイルスを採取し、遺伝子解析をして、新型コロナウイルスの遺伝情報を公共のデータベースに登録した。

そのデータに注目したのが前出の佐藤さんだ。ＯＲＦ３ｂ遺伝子を調べたところ、変化が起きていることを発見した。その変化によって、インターフェロンの産生量がさらに減少し、わずか20分の１になることが確かめられたのだ。佐藤さんが語る。

「ＳＡＲＳのＯＲＦ３ｂ遺伝子よりも、新型コロナのＯＲＦ３ｂ遺伝子のほうが短いのですが、部分的に伸びている場合にはインターフェロン抑制効果がさらに強くなることがわかったんです。そこでそういう変異があるかどうかを公共データベースを使って調べると、エクアドルにあてはまる患者さんがいました。それでカーディナスさんに連絡をとって、その患者さんの病態（病気の様子。病状）を教えてもらい、重症化していたことを知りました。症例は少ないですが、この遺伝子の変異が、重症化に関連する可能性はあると考えています」

この強力なタイプの新型コロナウイルスが、もし今後拡散すれば、免疫の防衛隊は、さらに厳しい戦いを強いられるおそれもある。しかし、佐藤さんは、その可能性は低いと見ている。

「ほかのウイルスでも知られていますが、強力なウイルスは人を殺してしまうので、ヒトからヒトへ感染しにくいのです」（佐藤さん）

とはいえ、新型コロナウイルスについてはこれから詳しい解析が必要だと言う。

「ＳＡＲＳと新型コロナが似ていると言っても、遺伝子レベルで似ている部分は全体の80％です。つまり、20％は違う。コロナウイルスの遺伝子は、ウイルスの中ではかなり長いほうで、約３万個の塩基（ＤＮＡやＲＮＡのおもな成分）から構成されます。３万個のうちの20％ですから、６０００個は異なるわけです。初めはＳＡＲＳと遺伝子も似ているのだから、病気の症状も似ていると考えられていました。ところが、ＳＡＲＳの場合は感染すると急激に肺炎を発症しますが、新型コロナでは、無症状の方がいたり、肺炎のほかにさまざまな症状を示す方がいたり、異なる点がたくさんある。ＳＡＲＳと似ているという先入観を持たないで研究を進めるべきだと考えています」（同）

敵を狙い撃ちする「獲得免疫」の登場

実は、警報物質インターフェロンを抑えこむという戦略が、新型コロナウイルスの怖さのひとつ、感染拡大の速さと密接に関係している。

インターフェロンは、増殖を「邪魔する（interfere）」物質という意味だ。感染した細胞からインターフェロンが放出されると、免疫細胞を駆けつけさせるほか、その細胞や周囲の感染した細胞、そしてウイルスそのものも増えにくくなるからだ。

インターフェロンには、それ以外に、私たちの体温を上げる働きもある。ウイルスに感染すると熱が上がるのはそのためだ。そして体温が上がることで、免疫細胞はよりウイルスへの攻撃能力を発揮できるようになるのだ。

ところが新型コロナウイルスに感染すると、インターフェロンが抑えこまれるために、体内でウイルスが増えているにもかかわらず、熱が出にくくなる。発熱しないために、私たちはウイルスに感染したことに気づけない。これが、新型コロナウイルス感染症の特徴のひとつとされる「見せかけの無症状」だ。

この間、ウイルスはのびのびと増殖しているのだが、発熱などの症状が現れず、感染者本人が感染に気づかないため、いろいろな場所を出歩き、ほかの人に感染させてしまう。無症状者が感染拡大を引き起こすために、感染拡大のスピードが速いのだ（41ページの図）。

新型コロナウイルスはインターフェロンを抑えこむことで、感染者本人にも自然免疫にも感染を気づかせないで増殖していく。すでに大増殖を始めてしまった新型コロナウイルスには、もう自然免疫だけでは太刀打ちできない。

しかし、私たちの体の免疫システムも負けてはいない。「第2の防衛隊」が投入される。「獲得免疫」と言われるシステムだ。

この第2の防衛隊を発動させるきっかけとなるのが、真っ先にウイルスの侵入を察知し、丸呑み攻撃をしかけていた大食らいの食細胞の仲間、樹状《じゅじょう》細胞だ。樹状細胞は、ウイルスと食細胞が対決している戦場を離れ、援軍を求めて、第2の防衛隊が控えている場所、「リンパ節」や「脾臓《ひぞう》」に移動する。そして、そこで待機している第2の防衛隊たちの細胞に、「どんなウイルスが侵入したのか?」という詳しい情報を伝え、攻撃を促すのだ。いわば伝令役だ。

ではいったい、どのようにメッセージを伝えるのか。その様子を表しているのが、口絵8だ。伝令役の樹状細胞がピッタリ貼りついているのは、第2の防衛隊の一員、ナイーブT細胞。樹状細胞が「手」のようなものに載せて差し出しているのは、先の戦いのときに丸呑みした新型コロナウイルスの断片。この断片から、ナイーブT細胞は「敵の情報」を分析し、攻撃すべき相手を学ぶのだ。「抗原提示」と言われる仕組みだ。

敵の情報を受けとったナイーブT細胞は活性化され、姿を変える。新型コロナウイルスだけを狙い撃ちにするキラーT細胞になるのだ。第2の防衛隊のなかでも最も強大な攻撃力を持つ免疫細胞だ。

キラーT細胞は、新型コロナウイルスに感染した細胞を巧みに見つけ出す能力を備えている。実はウイルスに感染した細胞の表面には、新型コロナウイルスの断片が突き出されている。細胞自ら外に向けて感染したことを知らせているのだ。キラーT細胞は、事前に学んだウイルスの情報とこの断片を照らし合わせ、一致すれば細胞にとりつき、攻撃を開始する（口絵9）。

攻撃を受けた細胞はウイルスもろともバラバラに破壊される。いったい何が起こったのか？

口絵10は、キラーT細胞の攻撃の様子を捉えた電子顕微鏡の画像。キラーT細胞がターゲットの細胞にとりつき、赤い毒物質を注入している様子が見える。この毒物質によって感染した細胞ごと破壊し、ウイルスを消し去るのだ。

感染も増殖も止める抗体の攻撃

ところが、新型コロナウイルスは、このキラーT細胞の攻撃も退ける特殊能力を持っている可能性が見えてきた。

新型コロナウイルスが狙うのは、感染した細胞がウイルスの断片を外に突き出すときに使う「手」ＨＬＡだ。

新型コロナウイルスは、なんと、ＨＬＡを分解してしまう可能性があるという。もしそうなら細胞はウイルスの断片を外へ提示できなくなる。そうなるとキラーT細胞はウイルスが潜む感染細胞を見つけることができない。

（このままではウイルスがどんどん増殖してしまう！）

そこでさらなる免疫部隊が投入される。「B細胞」、獲得免疫のもうひとりの主役の登場だ。

リンパ節や肝臓で待機しているB細胞は、ナイーブT細胞と同じように「抗原提示」を受け敵の情報を学ぶ。そしてB細胞が作り出すのが、「抗体」と呼ばれる強力な「飛び道具」だ。抗体と聞いて、「抗体検査」を思い出す方もいるだろう。抗体検査とはつまり、B細胞が作り出した飛び道具である抗体の有無を調べることで、ウイルスに感染したことがあるかどうかを調べているのだ。

口絵11が顕微鏡で拡大した実際の抗体。Yの字のようなかたちをしているのがわかる。抗体はタンパク質の一種で、B細胞がウイルスの情報をもとに作り出した、新型コロナウイルスだけを攻撃できる武器だ。ではどんな攻撃をしかけるのか？

抗体が狙うのは、ウイルスのトゲ、スパイクの部分。ウイルスが細胞に侵入するときに使う、あの「偽の鍵」だ。B細胞が放出した抗体はウイルスが持つ偽の鍵にピッタリと貼りつく。鍵に蓋を被されたウイルスはもう新たな細胞に侵入することができなくなる。感染も増殖もできなくなるのだ。

さらに抗体には、ほかの食細胞にウイルスの居場所を教える役目もある。抗体がくっつき、行き場を失ったウイルスは、大食らいの食細胞に見つかり、次々と呑みこまれていく。

抗体消滅後も免疫が敵を記憶して備える

ここまで来ればもう安心だ。あなたの体は徐々に回復していく。

実は、T細胞やB細胞の役割はこれで終わりではない。一部のT細胞やB細胞は、あなたの体の中で、戦ったウイルスの記憶を保ったまましばらくのあいだ待機し続ける。それぞれメモリーT細胞、メモリーB細胞と呼ばれる。

これらの細胞は、もし再び新型コロナウイルスが体に侵入してきたら、すぐに戦闘態勢をとれるよう準備しているのだ。おかげで2度目のウイルスの侵入では感染しないか、感染しても症状が軽くてすむ。これが「免疫獲得」と言われる状態だ。ちなみに、その有効期間は長い場合だと、10年とも15年とも言われる。

ちなみに、新型コロナウイルスに対する危惧のひとつに、一度感染しても、再感染を防ぐ抗体が長く保たれないために、再び感染するのではないかというものがある。イギリスや中国などで行われた調査によれば、新型コロナウイルスの感染者の体内にできた抗体が、数ヵ月ほどで消滅してしまったとされているためだ。

しかし、12月2日に発表された横浜市立大学の調査が大きな注目を集めている。国内376人の回復者について、独自の抗体検査システムを用い調べた。すると、実に98％もの人々が、ウイルスに再び感染するのを防ぐ中和抗体を感染から半年たっても保持していることがわかった。つまり、新型コロナウイルスに感染すると、少なくともその後、半年は再感染しないか、感染してもごく軽症ですむという新たな可能性が見えてきたのだ。

さらに、免疫細胞の仕組みを見れば、再感染を防ぐのは抗体だけではないこともわかる。たとえ抗体が消滅したとしても、新型コロナウイルスの情報をすでに学び、再びウイルスが侵入してきた際には、すぐに抗体を作り出せるメモリーB細胞が存在している。また同じように、ウイルスの情報を記憶しているメモリーT細胞も待機しているのだ。抗体が消滅しても、それらの免疫細胞がしばらくは感染を防いでくれると考えられる。

敵の情報を学んで集中攻撃をしかけ、撃退したあとも、体を守り続ける専門部隊。これが「獲得免疫」と呼ばれる第2の防衛システムだ。

その上最新の研究では、自然免疫の食細胞にも、一度戦ったウイルスを記憶できる能力があることもわかってきた。なんとも嬉しい報告だ。さまざまな免疫細胞が協力してウイルスに立ち向かうように、感染で生まれた獲得免疫も、再度の感染に対し、幾重ものバリアーを作り、敵を記憶し体を守ろうとしている。私たちのこの精密な免疫ネットワークが新型コロナに打ち勝つ日がきっと来ることを願いたい。

パンデミックとオリンピック

「次のＮＨＫスペシャルでは、新型コロナウイルスと免疫を取り上げたい」

「シリーズ人体」の制作統括でもある浅井健博が、ディレクターの佐藤匠に声をかけたのは、２０２０年4月の終わりごろだ。

全国緊急事態宣言の中、世間の関心は新型コロナウイルスに注がれ、これからどれくらい感染が拡大するのか、社会は、そして経済はどうなるのか不安が広がっていた。

そうした状況に対し「シリーズ人体」取材班として今、何ができるのか。その答えが、ウイルスと戦う人体の仕組みである免疫に焦点を当てた番組を作ることだった。

浅井は佐藤に声をかける一方で、感染拡大の兆候が見え始めた1月から新型コロナウイルス関連番組の取材にあたり、ＮＨＫスペシャルで免疫にかかわる多数の番組に携わってきた兼子将敏、同じく1月から取材を始め、「新型コロナ全論文解析プロジェクト」を立ち上げていた白川裕之などディレクターを招集し、番組の準備を始めた。

もともと、NHKスペシャル「シリーズ人体Ⅱ　遺伝子」（2019年5月5、12日放送）の次のテーマとして取り上げる予定だったのは「トップアスリートの運動能力」だった。彼らが発揮する人並み優れた筋力、持久力、瞬発力、判断力、予測力などは何に由来するのか、ヒトの限界はどこにあるのか、その秘密に迫ろうとしたのだ。

放送予定は、2020年7月。東京オリンピックを念頭に置いた企画である。だが、新型コロナウイルスが世界中で猛威を振るい、早期の終息も見通せない中、3月下旬にはオリンピックの延期が決まっていた。

今、何をやるべきか。人々が今もっとも知りたいと思っていることに答える企画がいい。そしてこのウイルスを取り上げるなら、人体の中で直接ウイルスを迎え撃つ免疫に焦点を当てようと浅井は考えた。

浅井から免疫というキーワードを与えられた佐藤も、今こそこの防御システムについて知らせる最適なタイミングだと考えた。

今回、これまでの常識では考えられないことが起こっている。無症状の人から次々と感染が広がること。同じウイルスに感染しても、重症化する人と軽症ですむ人に分かれること。重症化するメカニズムに「免疫の暴走」がかかわっているとの知見も聞こえていた。それならばウイルスそのものだけでなく、免疫にも注目する必要がある。

免疫の知識が恐れと戦う武器になる

佐藤は、NHK入局以来、地震や洪水など自然災害の報道に携わった経験を多く持つ。今回のパンデミックも災害のひとつには違いない。だが、佐藤は、パンデミックにはほかの災害にはない特徴があると感じていた。

ひとつは「持続時間が長い」という点だ。第一波、第二波といった言葉が表すように、この災害は、一定期間をおいて、何度も社会を襲ってくる。ウイルスのパンデミックは、津波や台風と異なり、いつどこにどれくらいの規模のものが到達するのかわからないし、いったん終息しても、いつ再び勢力を盛り返すのかわからない怖さがある。

しかも、このウイルスの挙動は複雑だ。しかし、ウイルスがわれわれの体に感染する仕組み、それに対してわれわれの体がどう反応するのかを知って、行動を変えれば、パンデミックの行き先を変えることも可能なのではないか。天然痘のように根絶できないとしても、やり過ごしたり、かわしたりできるかもしれない。

日本中が緊急事態措置のもと外出自粛を強いられ閉塞感が拡がっていく。その閉塞感を打破する要素は、外側にあるものじゃなくて、自分の中にある。それは免疫だ。免疫の働きを伝えれば、視聴者を力づけられるのではないか。そんな予感とともに番組作りはスタートした。

第2章

解 剖

●患者に刻まれた免疫暴走の痕跡

生物が免疫ネットワークを発達させる一方、ウイルスたちも、免疫を打ち破るさまざまな手段を身につけ、進化を遂げていった。その果てに現れたのが、新型コロナウイルスだ。長い歴史を経て、今、「進化の頂上決戦」とも言える戦いがくり広げられている。

タモリ「脳はないんでしょう？」

山中「脳はないと思うんですが（笑）。いや、間違いなくありませんが、どうおたがいに戦ってきたかという歴史の結果が今の姿だと思います」

タモリ「なんでここまでして人間に感染しようとしているんですかね。目的は何なんですかね」

山中「ウイルスは増えるのが唯一の目的だと思うんですね。感染させた人を殺すとか殺さないといったことは、ウイルスにとってはどうでもいいことで。どうすれば自分を増やせるか。そのための戦略を立てて、その結果として今のようなウイルスになっている。もしウイルスに頭があるのであれば、ちょっとやりすぎていると、そろそろ反省しているかもしれませんね」

新型コロナウイルスの蔓延はとどまるところを知らず、すでに世界で6889万人以上が感染。157万人弱の人が命を奪われている（2020年12月10日。いずれも世界保健機関〈WHO〉）。免疫が、ウイルスの猛威に圧倒されているのだ。

重症化し、命を落とす人の体内ではいったい何が起きているのか？

重症患者の体で何が起きているのか

ドイツにあるハンブルク・エッペンドルフ大学医療センターでは、新型コロナで亡くなった患者150例以上（取材時）の病理解剖に取り組んできた。

ドイツでは、連邦保健省が管轄するロベルト・コッホ研究所が3月、新型コロナウイルスに感染して亡くなった遺体の取り扱いに注意し、病理解剖を避けるべきだとする勧告を出した。医療関係者や病理学者への感染を防ぐためだ。

同様の理由で、ほかの多くの国で、感染者は隔離され、死の間際でも家族との面会を許されず、遺体は速やかに埋葬される。日本でも「感染症の予防及び感染症の患者に対する医療に関する法律」により、強制ではないものの、原則的になるべく速やかな火葬が求められ、感染症予防策を講じた設備の不足から感染患者の病理解剖は進んでいない。

しかし、エッペンドルフ大学教授で、法医学者のクラウス・プッシェルさんらはコッホ研究所の勧告に従わず、同医療センターで亡くなった感染患者の遺体の病理解剖を実施した。プッシェルさんはＨＩＶ（ヒト免疫不全ウイルス）が出現し、エイズ（後天性免疫不全症候群）が流行し始めた１９８０年代、積極的に感染死者の解剖を行ったことで知られる。

死後に病理解剖しなければ、感染症の本当の性質に迫ることはできず、新たな感染者の命を救うこともできないという思いから、自ら感染するリスクを冒してでも解剖を強行したのだ。

プッシェルさんは今回の新型コロナでも、ＨＩＶのときと同じように、重症患者の体の中で起こっていることを解剖して調べない限り、重症化の謎を解くことはできないと考えた。

そのプッシェルさんの働きかけで、ハンブルク州で亡くなった感染患者については全例病理解剖を実施することが義務づけられた。

プッシェルさんの共同研究者で、解剖で得られた検体の詳細な解析を行った、同センターの医師のドミニク・ヴィッヒマンさんも解剖の意義を次のように語る。

「ＣＴ（コンピュータ断層撮影法）やＭＲＩ（核磁気共鳴映像法）などの画像化技術を使えば、患者の体内の情報がたくさん得られるのは確かです。しかし、今、患者に何が起きているのかを知りたいと思ったら、病理解剖をするしかありません。今回のパンデミックが起きた初期のころ、多くの国が、病理解剖をすべきではないというガイドラインを設けました。過去に起きたＨＩＶやインフルエンザの感染の流行では、たくさんの医療関係者や患者が病院で感染し、深刻な状況に陥ったからです。しかし、私たちは今、自分自身を守る手段を持ち合わせています。あらゆるリスクについて知っておけば、自分自身を守ることができるのです。もちろん細心の注意が必要ですが、適切な対策を講じれば、安全に解剖することができます。実際、これまでのところわれわれの研究室はウイルスで汚染されていませんし、感染した仲間もいません」

彼らの病理解剖から見えてきたのは、多くの患者の肺で起きていた不思議な現象だった。

「新しい感染症では病理解剖を行って初めてわかることがたくさんあります。今回、多くの患者で〝肺血栓塞栓症《はいけっせんそくせんしょう》〟という現象が起きていることがわかったんです」（ヴィッヒマンさん）

「肺血栓塞栓症」とは、肺の血管に血の塊、「血栓」が詰まる病気だ。

新型コロナウイルスの感染患者、特に重症化した患者の体で血栓ができているらしいことは以前から少しずつ知られていた。しかし、病理解剖の結果として、体のどこでどれくらいの量の血栓ができているのかを目に見えるかたちで報告したのは、ヴィッヒマンさんらが初めてだった。

口絵12は、解剖した患者の肺から見つかった、実際の血栓だ。血流が滞り、酸素が全身に届けられなくなって死にいたったと見られる。

免疫の暴走が血栓の引き金に

なぜ新型コロナ患者の体内で血栓ができたのか？　内部を調べると、赤い血の塊の中に、いくつもの青い粒が見える（口絵13）。

血栓ができるきっかけは、「サイトカインストーム」と呼ばれる、免疫の暴走だ。サイトカインとは、細胞同士の情報伝達を担うタンパク質のこと。先に紹介した警報物質のインターフェロンはそのひとつである。

サイトカインストームとは、サイトカインの嵐（口絵14）。つまり、体内でウイルスが大増殖したときに血液中のサイトカインが異常に増え、その刺激で免疫細胞が過剰に活性化してしまう状態だ。このとき免疫細胞が誤って血管を傷つけ、その傷を塞ぐために血栓ができると、これまでは考えられてきた。

転倒して膝や肘をすりむくと傷口から血が流れることがある。たいていの場合、血はやがて止まり、かさぶたになって治る。血が止まるのは、血小板が集まって傷口を塞ぐのと同時に、血液中に含まれる血液凝固因子と呼ばれるタンパク質が血を流れやすい状態からネバネバのくっつきやすい状態に変えるからだ。

血管の壁に傷ができた場合にも、外傷と同じように、血小板と血液凝固因子が作用して、傷口を塞ぎ、血栓ができる。だが、今回、新型コロナウイルス感染症では、これとはまったく異なる仕組みで血栓ができることが明らかになった。

ミシガン大学病院の医師ヨーゲン・カンティさんらが4月に報告した研究によれば、「サイトカインストーム」を引き金に血栓ができるという。

「サイトカインストームは、免疫細胞のいわば『自爆攻撃』を過剰に引き起こすことがわかってきました。自分を破裂させてウイルスを倒す、捨て身の攻撃です」(カンティさん)

口絵15は、自爆攻撃の決定的瞬間を捉えた画像だ。黄色は、ウイルスなどの異物を見つけてがぶりと丸呑み攻撃をしかける、あの食細胞の一種「好中球」。自ら破裂し、赤色の敵に向けて、自分の中身を撒き散らしているのだ。

網のように見えるのは、好中球のDNAだ。DNAのネバネバした性質を利用して、敵を捕らえる〝捨て身の攻撃〟なのである。専門的には、これを「好中球細胞外トラップ(Neutrophil Extracellular Traps)」、略してNETsと呼ぶ。

カンティさんらは、新型コロナウイルス感染で重症化した患者で、血液中のDNAの量やDNAに結合しているタンパク質の量が通常より増加していることを確かめた。本来、細胞の中にあるべきDNAとその関連物質が細胞の外に出ていたのだ。これは、好中球が自爆攻撃をしかけた、つまりＮＥＴｓが起きていたことを示唆する。

体の中でＮＥＴｓが起こること自体は、珍しい例ではないという。

「ＮＥＴｓは、人体が細菌、ウイルスなどの病原体と戦うときの正常な反応で、以前からよく知られていました。ヒトだけでなく、魚などほかの動物でも見られる現象で、進化史のかなり早い段階で、病原体から身を守るために生物が獲得した機能なのです。好中球にはさまざまなタイプがあり、あるタイプのものは食べる、別のタイプのものはＮＥＴｓをしかけて捕らえるというそれぞれの方法で病原体に対処していると考えられています。問題はバランスです。ＮＥＴｓが少なすぎてもいけないし、多すぎてもいけません。特にＮＥＴｓが多すぎると、体内で炎症が起きて、制御できなくなってしまうのです」（同）

ＮＥＴｓという現象は、消防活動の大混乱のようなものだ。消防車は適度な大きさのサイレンを鳴らして、周囲の車両に注意を促し、道路を譲ってもらって、火災現場へ急行する。

しかし、現場でも現場以外でもあちこちからサイレンの音があまりにうるさく聞こえると、どうなるか。消防士たちが混乱し、火災現場にたどり着く前に消防車から放水したり、消火器から消火用の薬剤を放出したりするかもしれない。本来、火を消す目的の消火活動が、単に周囲を水浸しにするだけの行為になってしまうのだ。

「新型コロナウイルスは私たちが経験したことのない、未知のウイルスです。私たちの体は今、あらゆる攻撃法を尽くして、このウイルスと戦っています。どうすれば『過剰な自爆攻撃』を防げるのか。まだよくわかっていないのです」（同）

解剖調査の結果、亡くなった人のほとんどから血栓が検出され、約3割では血栓が直接の死亡原因となっていることがわかった。過剰な自爆攻撃を防ぎ、命を守るには、「免疫の暴走」を抑えこまなければならない。

「わからない」が怖さにつながる

第1章で紹介した新型コロナウイルスが警報物質を抑える仕組みのほか、血栓の仕組みについて取材し、今回の番組のＶＴＲの制作を担当したスタッフのひとりが、ＮＨＫエデュケーショナルの特集文化部の古川千尋である。

古川は、大学院でマイクロRNA（ごく短いRNA）を使った実験に取り組んだ経験がある。従来の常識ではDNAやRNAなどの遺伝物質は、タンパク質を作って、そのタンパク質が、生体内でさまざまな働きをする。しかしマイクロRNAはそれ自体として機能を持つ。たとえば、タンパク質そのものを作らない代わりに、作られるタンパク質の量を調節する。古川は、「タンパク質を作らない遺伝物質とはなんぞや」と研究室で探求する日々をすごした。

そのため免疫やウイルスについて専門的に学んだわけではないものの、医学、生物学の基本的な知識を身につけ、最新の論文を読む訓練も積んでいた。以前は科学健康部に属し、「シリーズ人体」を子ども向けにアレンジしたシリーズ番組「バビブベボディ」を立ち上げている。

古川は、このパンデミックの怖さが「わからないこと」にあると感じていた。新型コロナウイルスの流行が始まった当初、その致死率もよくわかっていなかった。今では、同じ感染症でも、ペストの致死率（治療が行われない場合は30〜60％、治療した場合は10％程度）よりは低く、２００９年に流行し、世界で28万人以上の死者を出した新型インフルエンザよりは高いことがわかっている。

重症化することももちろん怖い。しかし、何が重症化の要因なのかわからないことも怖い。重症化の要因がわかれば、どんな治療に効果があるのか手がかりも得られる。古川は番組を通じて少しでも「わからない」を解消したかった。

世界中の研究者が競争をやめ協力態勢に

古川が新型コロナウイルスを巡ってどんな研究があるのか調べて驚かされたのは、その進展のスピードだ。

２００２年から03年にかけて流行したＳＡＲＳでは２ヵ月かかった病原体の特定に、今回の新型コロナウイルスは患者のサンプル採取から１週間しかかかっていない。当時は存在しなかった、遺伝子を高速で解析する技術が今は存在するからだ。

しかし、技術の進歩だけでは、研究の進展ぶりを説明できない。番組のスタジオ収録で山中さんが科学研究のあり方について「普段私たちは競争ですが、今は競争じゃなくて協力だと、世界中の研究者が協力してワクチンと治療薬の開発に必死にとりかかっています」と説明しているように、研究者たちが一致団結して新型コロナウイルスを研究しているからこそ、猛スピードでさまざまな謎が解明されつつあるのだ。

古川の印象に残っているのは、第1章で紹介した新型コロナウイルスの「自然免疫をすり抜ける」仕組みのVTRのために取材した、東京大学医科学研究所の佐藤佳さんとエクアドルのサンフランシスコ・デ・キト大学病院のポール・カーディィナスさんだ。

先に述べたように、カーディィナスさんは、新型コロナウイルスに感染して急激に重症化した若い兄弟2人の血液からウイルスを採取して解析し、遺伝子のデータを、公共のデータベースに登録した。

誰かが異変を感じてもそれを記録しなければ、その事実は闇に葬られる。しかし、「おや？　詳しくはわからないけれど、おかしなことが起きているかもしれない」と勘を働かせた人がそれを記録に残しておけば、あとで役に立つかもしれない。そう考えて、カーディィナスさんは2人の遺伝子のデータをデータベース「GISAID」(Global Initiative on Sharing All Influenza Data　インフルエンザウイルスデータの共有に関する国際推進機構）に登録した。

ＧＩＳＡＩＤは２００８年、その名のとおり、特に鳥から人への感染が心配されているインフルエンザウイルスの遺伝情報を共有するために設立された組織で、ドイツのミュンヘンに本部を置く。カーディナスさんによれば、

「今では同じプラットフォームを拡張して、新型コロナウイルスの遺伝情報も集めていま す。世界中の研究者がデータをアップロードして、ＧＩＳＡＩＤがそのデータに誤りがないかをチェックして公開します。データを見るのも、利用するのもすべて無料です。エクアドルからデータを登録したのはわれわれが初めてです」

という。カーディナスさんが最初にＧＩＳＡＩＤにアップロードしたのは、オランダからの旅行者で、エクアドルの首都キトにおける１例目の感染者のデータ。次にアップロードしたのは、エクアドル最大都市グアヤキルで見つかった最初の感染者のデータだった。そして３番目と４番目のデータが、同時に重症化した若い兄弟２人のデータである。

実際にそれを佐藤さんが見つけ、面識のなかったカーディナスさんにメールで連絡をとったのだ。

「データを公開したのは、世界の異なる場所でさまざまな解析がなされるのを期待したからです。アップロードした情報には責任者のメールアドレスをつけなければなりません。それを見て、佐藤さんが私にメールを送ってきたわけです。本当によくできたプラットフォームだと思いますよ。データベースの利用者は、単にウイルスの遺伝情報を見ることができるだけでなく、そのデータをアップロードした人に連絡をとって、患者の年齢や、どんな症状だったのか訊ねることができるのですから。佐藤さんは、私たちがアップロードしたデータを使って、タンパク質を作り、それがインターフェロン（警報物質）に影響を与えることを確認したと知らせてきました。その後、さらに情報の共有を進めました」（カーディナスさん）

おそらくこうした研究者間の協力のネットワークが世界中でできているのだ。

「情報が急速に世界に広まっていることに感銘を受けました。決して簡単ではない実験を佐藤さんらが迅速に進めていることにも驚きました。彼と共同研究したいと思いましたよ」（同）

ウイルスの遺伝情報は、これまでは新しい治療薬、新しいワクチンの開発に役立ち、大きな利益を得ることができるからと研究者や製薬企業が囲いこんでいたものだ。しかし、カーディナスさんのような人たちが新型コロナウイルスに関するデータを次々に公開し、世界中の科学者がそれを活用して、研究を進めている。だからこそ「わからない」を「わかる」に変える作業が、かつてないスピードで進んでいたのだ。

研究成果はあくまで「仮説」と見る

最新の研究成果を番組で紹介する上で、古川らスタッフが悩んだのは、まだ評価が定まっていない研究の扱いだ。一般に学術誌に投稿された論文は、厳密な査読（各分野の有力な専門家が論文を読んで実験データが正しく解析されているかなどをチェックする）を受けて、発表される。

このチェック作業には数ヵ月の時間がかかるのが普通だが、パンデミックの最中にあって、そんな悠長なプロセスを踏んでいられない。そこで多くの研究者は、学術誌に掲載される前でも論文をインターネットで積極的に公表している。この種の論文を「プレプリント」（「印刷される前の論文」というのがもとの意味だが、査読前の論文という意味で使われる）と呼ぶ。

査読を受けて、掲載にいたらない論文はごまんとある。したがってプレプリントの研究成果を番組で紹介することには危険が伴う。あとで、結果が覆る可能性があるからだ。しかし、新しい情報を伝えるのも大事である。プレプリントの中でも信頼性の高そうなものを選んで紹介したが、確実に正しいとは誰にも言えない。番組では、山中さんが、研究が現在進行形であることを念頭に置いたコメントをして、ＶＴＲで紹介された研究成果があくまでひとつの仮説である点を注意喚起してくれた。

佐藤さんらが、新型コロナウイルスに警報物質を抑え、「見せかけの無症状」を引き起こす働きがあることを報告した論文もプレプリントのかたちで5月に公表されたものだ。論文がイギリスの学術誌「Cell Reports」オンライン版で公開されたのは、番組放送から2ヵ月後の9月4日だった。

第3章

免疫の多様性

●エリート抗体の持ち主現る

感染の再拡大をくり返す新型コロナウイルス。世界中で、日に日に死者数がふくれ上がっていく。

そんななか、感染者の重症化を防ぎ、ひとりでも多くの命を救うため、医師や研究者たちの挑戦が続く。どんな治療法が有効なのか？

タモリ「前半終わって、ちょっと作戦を考えないといけない」

山中「ハーフタイムに、十分作戦を練り直さないと大変なことになります」

タモリ「これから新型コロナウイルス、どうなっていくんですかね？」

山中「世界中の研究者が、それまでの（自分たちが専門にしていた）分野に関係なく、新型コロナウイルスの研究に取り組んでいます。僕たちでさえそうです。特に、免疫の力をうまく利用してコロナウイルスに対応できるんじゃないか、という試みが世界中で進行しています」

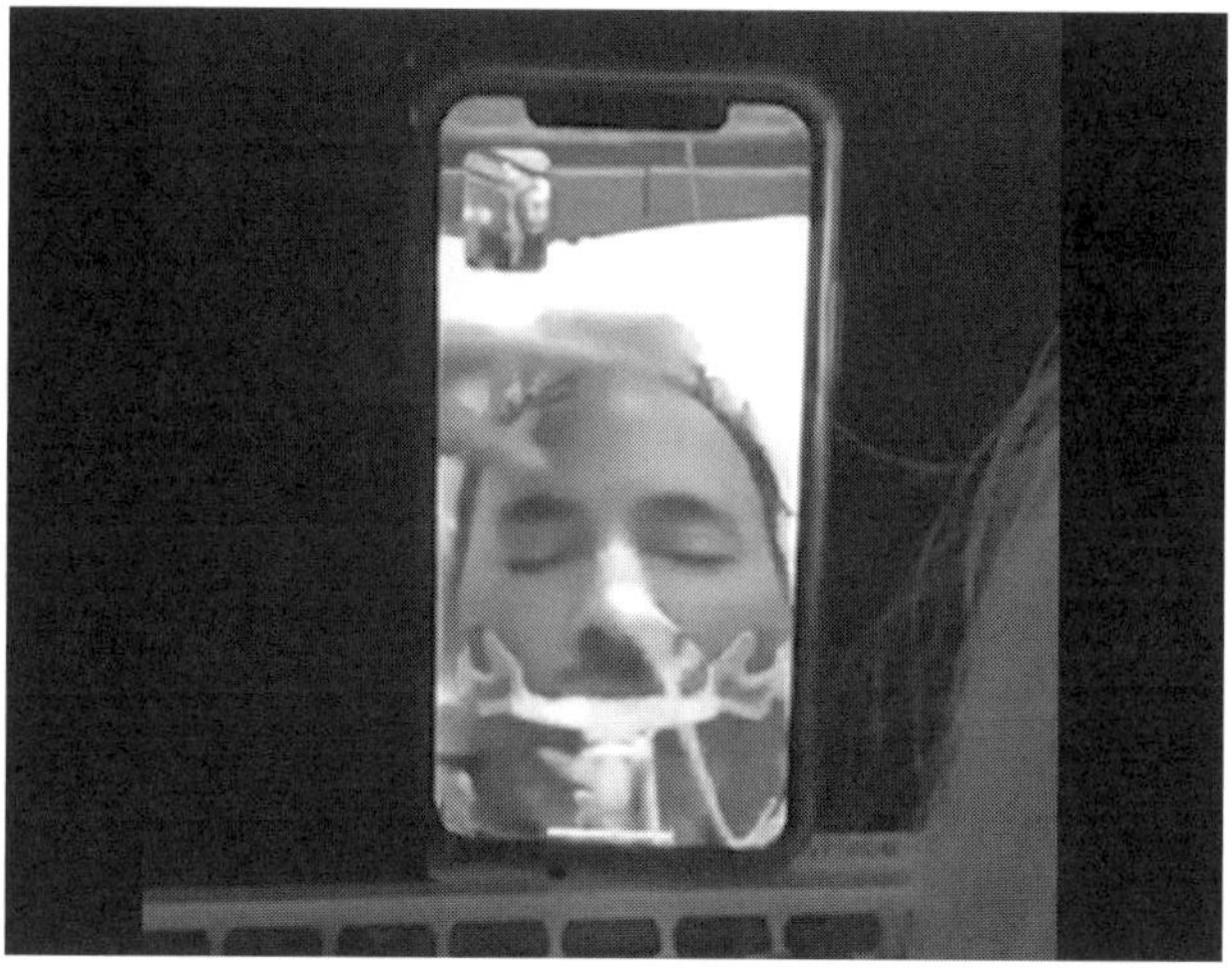

新型コロナウイルスに感染し、重症化して入院中のマイケル・ケビンさん。
スマートフォンのビデオ通話で、家族がケビンさんに声をかけていた。

血漿療法――他人の抗体でなぜ治るのか?

「お父さん！　愛しているよ、負けないで！」
「死んだら嫌よ！」

新型コロナウイルスに感染し、8日間、昏睡状態に陥っていたマイケル・ケビンさん。スマートフォンのビデオ通話に映し出された入院中のケビンさん（上の写真）に向かって、直接会えない家族が投げかけた悲痛な声だ。

臨床試験中の治療薬を3種類投与してもケビンさんの症状は改善せず、打つ手なしと思われた。

ところが、特別な治療を行ったところ、ケ

ビンさんは意識を取り戻し、みるみる回復した。そして、無事退院することもできた（85ページの上の写真）。

「もう死んでもおかしくない状態でしたから、最高に嬉しかったです」

そう語るケビンさんの命を救ったのは、ある人物から提供された「特別な力を持った血漿」。血漿とは、血液から赤血球、白血球、血小板などの細胞を分けて取り除いた液体成分である。

血漿を提供したのが、ジェームズ・クロッカーさん（85ページの下の写真）。自らも、新型コロナウイルスに感染し回復した。

回復者の血漿には、新型コロナウイルスを無力化するために作り出された「抗体」が含まれている。そのクロッカーさんの「抗体」が含まれる血漿を取り出し、ケビンさんの体に注入する治療が行われたのだ。「血漿療法」と呼ばれ、アメリカではいち早く臨床研究が始まっていた（番組放送後の8月には、アメリカで緊急使用許可が出た。日本でも9月から臨床研究が開始された）。

「抗体」とは、免疫の「飛び道具」（口絵11）。自然免疫の伝令役がもたらすウイルスの情

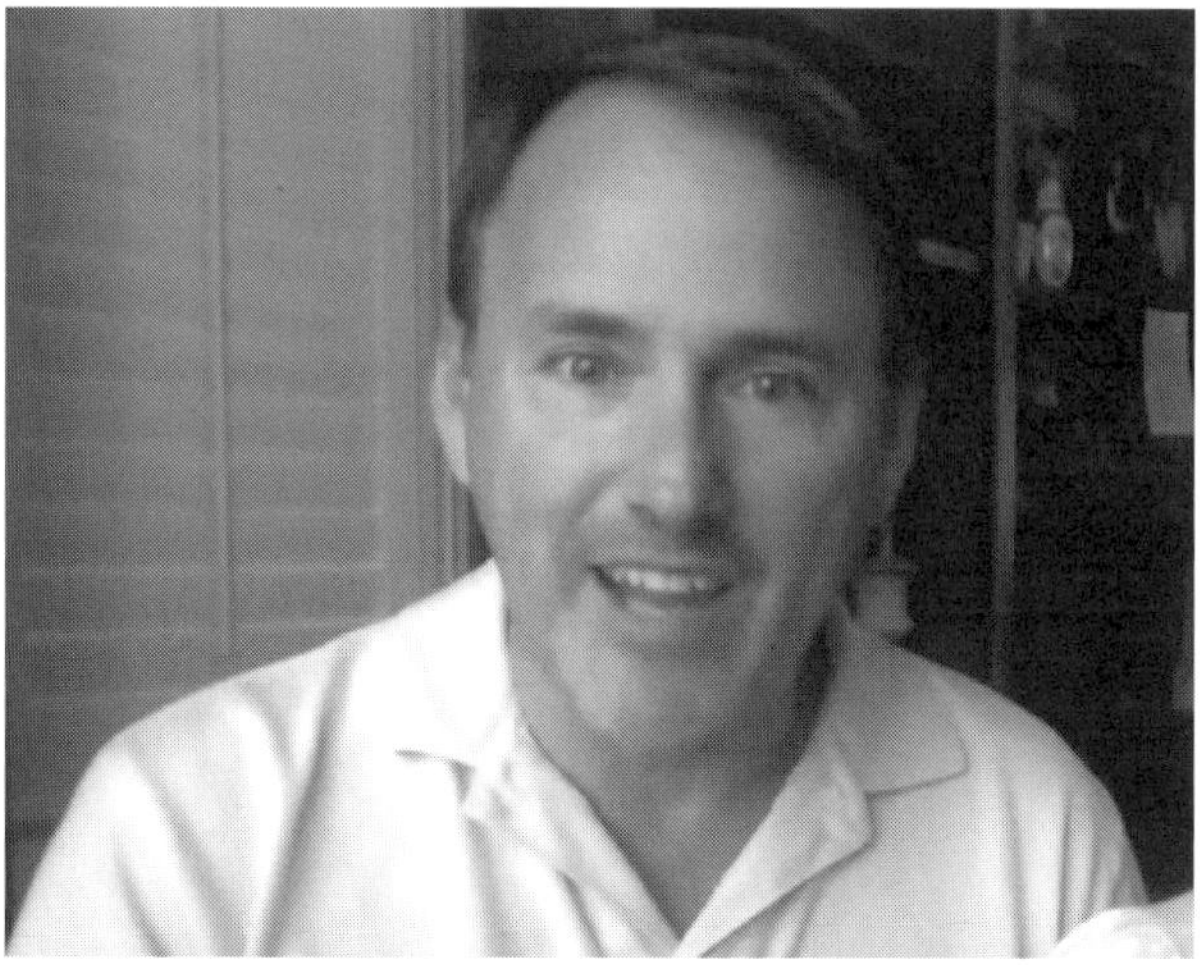

「特別な治療」を受けて回復し、退院したケビンさん。

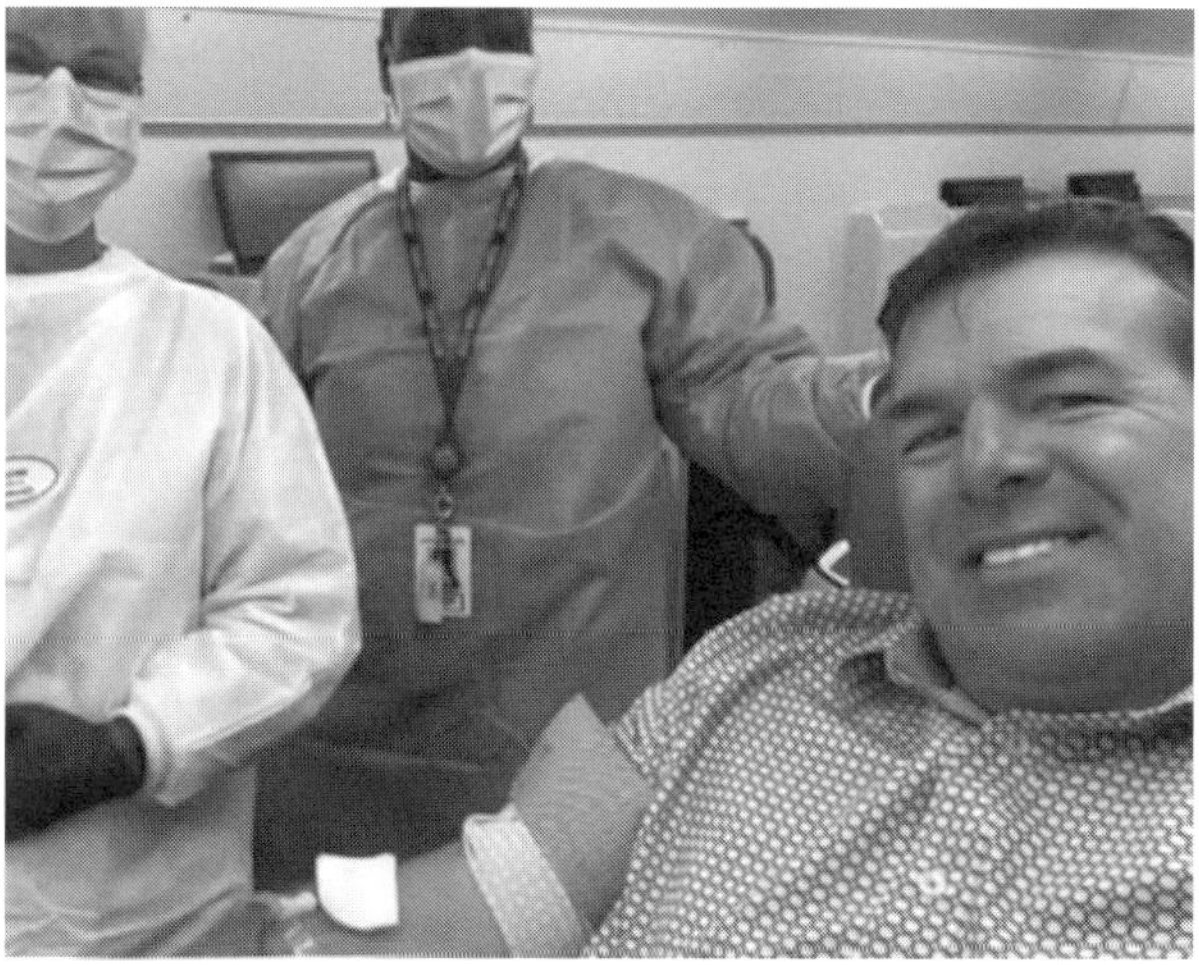

ケビンさんに自らの血漿を提供したジェームズ・クロッカーさん。
クロッカーさん自身、新型コロナウイルスに感染した後、回復した。

OneBlood

報を手がかりとして、獲得免疫のB細胞が作り出す。同じ獲得免疫のキラーT細胞が、感染した細胞を狙うのに対して、B細胞が作り出す抗体はウイルスそのものを狙い撃ちして無力化する。

山中さんが番組中で、抗体は「最後の砦《とりで》」と表現していたように、まさに免疫が敵に対抗する最終手段と言える。

クロッカーさんの体内で作られた、たくさんの抗体をケビンさんの体に入れたところ、見事に新型コロナウイルスを撃退してくれたのだ。

ケビンさんは退院後、クロッカーさんに直接会って、感謝を伝えたという。

「どうしてもお礼を言いたかったのです。本当に感謝しています」（ケビンさん）

「誰かの命を助けられるならば、と喜んで提供しましたよ。あなたが無事に回復できて、言葉にならないほど嬉しいです」（クロッカーさん）

実は、新型コロナウイルスに同じように感染しても、人によって作り出せる抗体の質と量には大きな違いがあることが、最新の研究からわかってきた。

明らかにしたのは、アメリカ・ニューヨークにあるロックフェラー大学の研究チームだ。研究チームは、新型コロナウイルス感染症から回復した患者149人の血漿を採取。それぞれの血漿サンプルの中に、新型コロナウイルスを無力化できる抗体（専門的には「中和抗体」という）がどれだけ含まれているかを調べた。

その結果を示したのが、89ページのグラフ1だ。回復者149人のうち33％の人では、ウイルスを無力化する中和抗体の量は、検出可能なレベルを下回っており（この人たちは、感染の早い段階で自然免疫の力でウイルスを排除し、抗体の出番がなかったと研究者たちは考えている）、大部分の人では、少量から中程度の量の中和抗体を持っていた。一方で、149人の中の2人は、ずば抜けて多い量の中和抗体を作り出していた。

この2人を含む中和抗体が豊富なサンプルをさらに詳しく分析すると、特にウイルスを無力化する能力の高い、いわゆる「エリート抗体」が存在することが明らかとなった。エリート抗体は、微量ながらもすべてのサンプルに含まれていることがわかったが、その量はサンプルごとに大きく異なっていた。つまり、このエリート抗体を少ししか作れない人と、大量に作り出せる人がいることがわかったのだ。

この研究の共同研究者のひとり、カリフォルニア工科大学教授のパメラ・ビョークマンさんが語る。

「こうした個々人の免疫の働きの違いこそが、重症化するか軽症ですむかという違いを生んでいる可能性があります。一部の人が大量に作り出す強力な抗体は、新型コロナウイルスに対抗できる、実に優れた武器になると考えられます」

新型コロナウイルスに感染した際、「抗体」を大量に作れる人は、そうではない人と何が違うのか?

はっきりしたことはわかっていないが、次のような仮説がある。

第1章で紹介したように、抗体を作り始めるきっかけとなる最初の場面では、伝令役の免疫細胞が、ウイルスの断片を手にして、獲得免疫の部隊に伝える。獲得免疫の一種であるB細胞は、そうして学んだ敵の情報をもとに、特定の敵を狙い撃ちにする抗体を作り出す。

ここで重要なのが、伝令役がウイルスの断片を摑んでいた手の「かたち」だ。実は、伝

グラフ1 患者の抗体量

患者149人で比較。新型コロナウイルスを
無力化する力に差があることがわかる。

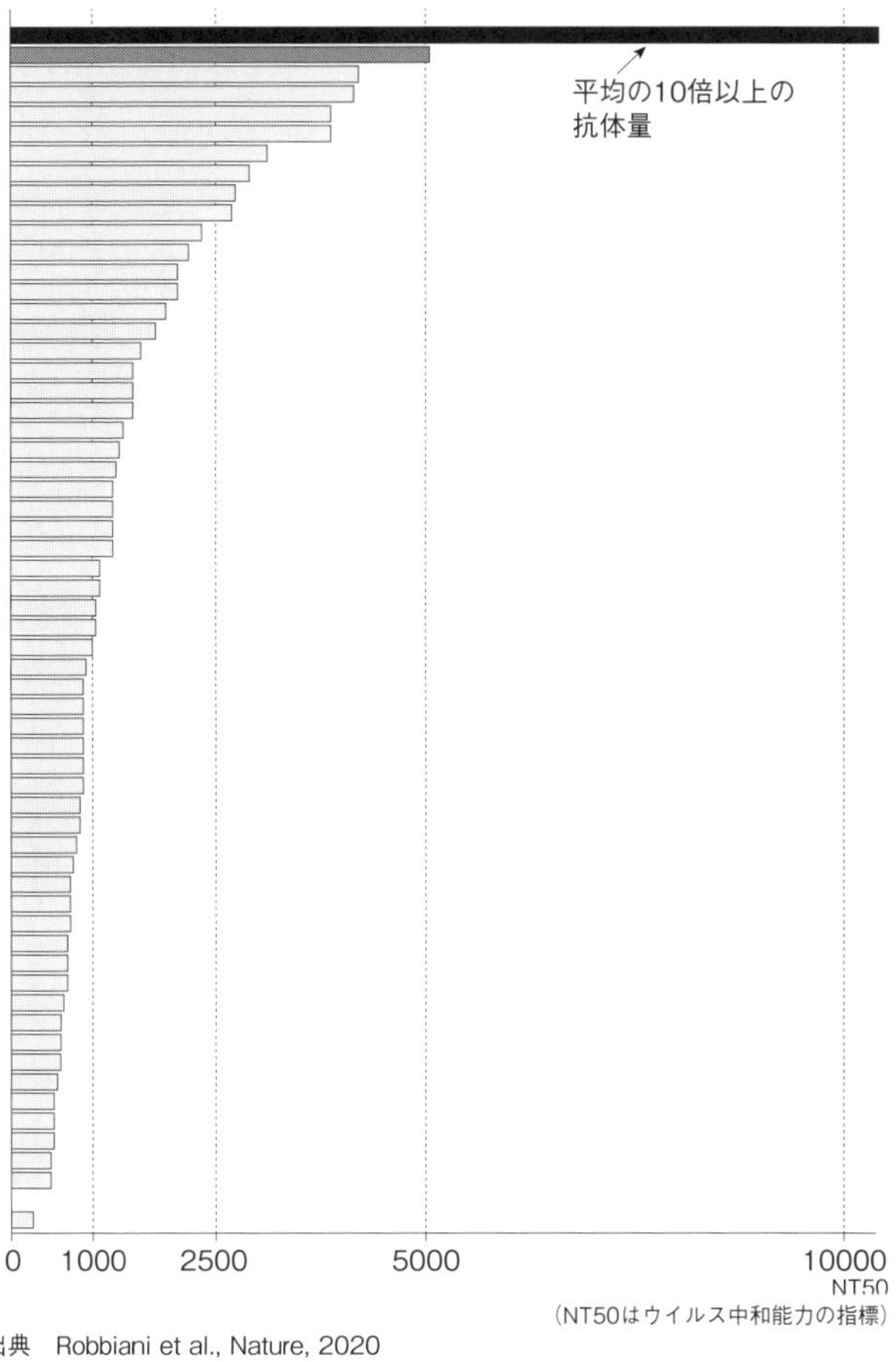

出典 Robbiani et al., Nature, 2020

令役の免疫細胞が持つ手のかたちは、人によって違う。

あるかたちの手は、新型コロナウイルスの断片をうまく摑むことができ、敵の情報をどんどん伝えて、抗体を大量に作らせることができる。

ところが、違うかたちの手を持つ人は新型コロナウイルスの断片をしっかり摑めず、的確に情報を伝えることができない。その結果、抗体を少ししか作ることができないと考えられるのだ。

感染症の数だけ存在する免疫の「手」

興味深いことに、伝令役の手のかたちは、地域や民族によっても、大きな違いがあることがわかってきた。

たとえば、今も毎年多くの死者を出しているマラリア。アフリカには、このマラリアの原因となるマラリア原虫の断片を、捕まえやすいかたちの手を持つ人が多く存在している。一方、東南アジアでは、ハンセン病の原因であるらい菌の断片を捕まえやすい手を持

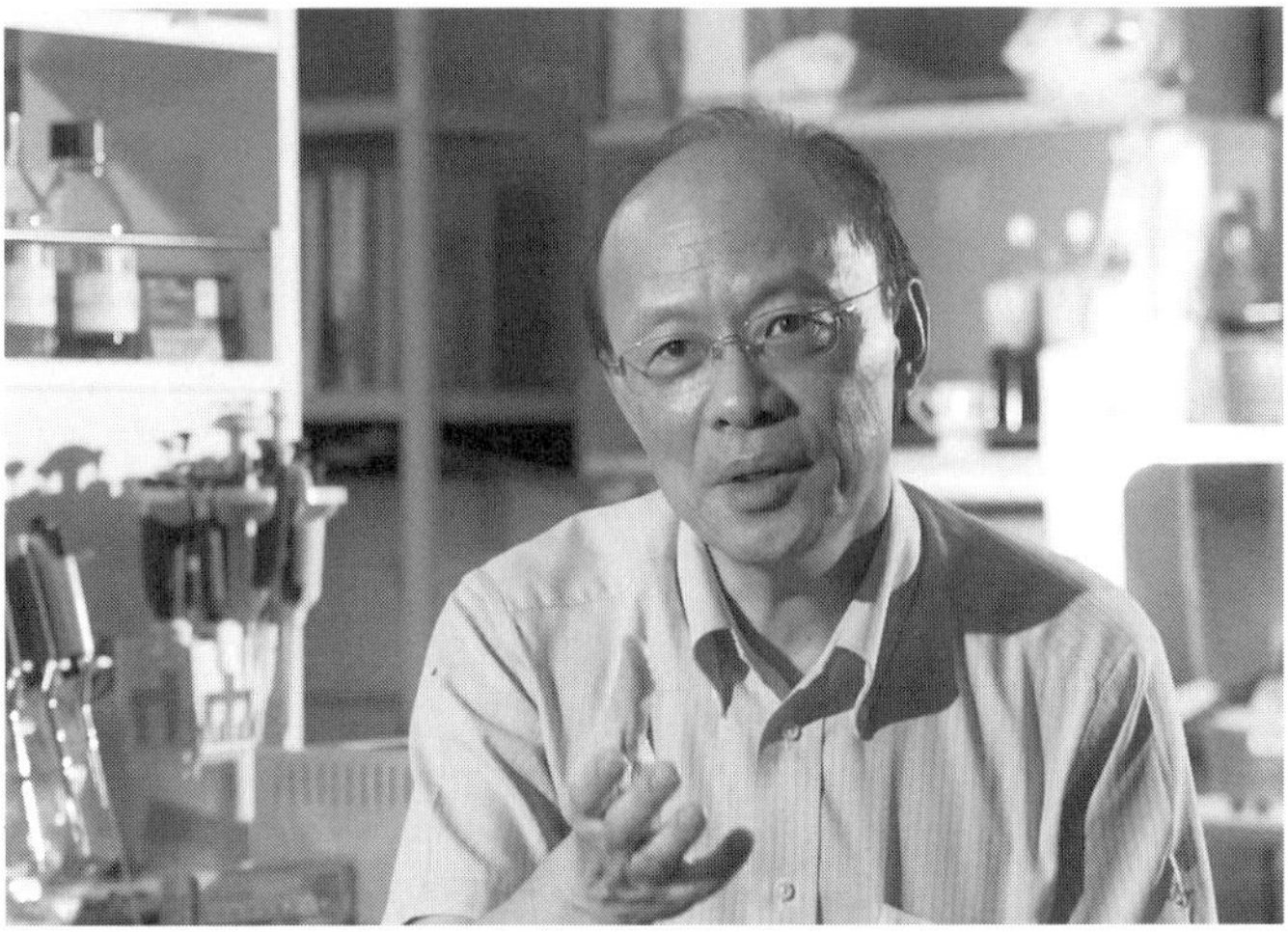

国立国際医療研究センター・ゲノム医科学プロジェクト
・戸山プロジェクト長の徳永勝士さん。

つ人が、多くいるのだ。

こうした違いは、免疫細胞の手をかたち作る「ＨＬＡ（ヒト白血球抗原）」と呼ばれる遺伝子の違いによって生まれると、研究者たちは考えている。

ＨＬＡの専門家で、国立国際医療研究センター・ゲノム医科学プロジェクト・戸山プロジェクト長の徳永勝士さん（上の写真）が語る。

「われわれの歴史を考えてみると、いろいろな地域に、いろいろな時代に、さまざまな病原体が誕生しているはずなんですね。それにうまく対抗できるＨＬＡ型を獲得した。また次に異なる病原体がやってくると、またそれにうまく対抗ができるＨＬＡ型を獲得した」

約20万年前、アフリカで誕生した人類は、やがて世界中へと進出していった。コレラ、ペストなど、行く先々で、祖先たちは、さまざまなウイルスや病原体に襲われた。そのたびに祖先の体内では、新たに出会った敵に見合うかたちの手を生み出せるよう、HLA遺伝子が変化してきたと考えられるのだ。

「HLAの多様性というのは、外からやってくる病原体の多様性に対する対抗なんですね。病原体は人類が戦う相手としても最も重要なものです。その病原体が多様だから、HLA型も多様でなければならないわけです」(徳永さん)

実際、HLAを作る遺伝子は非常に多様で、ヒトの場合、自分と一致するHLA型を持つ人は数百から数万人に1人しかいないと言われる。赤血球の種類である血液型がA、B、O、ABのわずか4種類しかないのに対して、HLA型は数万種類存在すると見積もられている。HLAが自他認識のマーカーと呼ばれるゆえんだ。

「それぞれの病原体に対して、非常にうまく対抗できる先祖が生き残ってきて、われわれにそのHLA型を伝えてきている。地域によって、時代によって異なる病原体が出現します。それに合わせて、世界のさまざまな地域で、異なるHLA型を持つ集団が出てくるわ

けです。実際、ヨーロッパの人たちとアジアの人たちのＨＬＡ型には、大きな違いがあります」（同）

クロッカーさんのような人たちも、祖先がさまざまな感染症を乗り越える中で、新型コロナウイルスに偶然合うかたちの手を手に入れたと考えられる。

ひとりひとりの免疫細胞が、異なるウイルスに対抗しやすい手のかたちを受け継いでいる。それは私たちの祖先が、実に多様な感染症と戦い、生き抜いてきたことの証しなのだ。

抗体医薬の開発へ――エリート抗体を大量生産し投与

そして今、最新の医学は、一部の人に備わった免疫の力を世界中の人を救う武器として分かち合おうとしている。

アメリカの製薬会社イーライリリーの研究所、リリーテクノロジーセンター（インディアナ州）では、新型コロナウイルスを撃退する「抗体」をたくさん作り出せる人から、獲得免疫のB細胞を取り出し、そのままでは増えないので、増殖しやすい性質を持った別の細胞と融合して増やしている（95ページの写真）。この方法で作られる抗体はモノクローナル抗体と言い、これを使った治療薬は「抗体医薬」と呼ばれ、一部のがん、エボラ出血熱、エイズなどで実績がある。

血漿療法を実施するには、なにより回復者から血液を提供してもらい、血漿を分離しなければならない。しかし、もちろん回復者から血をすべて抜き取るような乱暴なことはできない。血漿療法に必要な血漿は量に限りがあるのだ。また血漿には、抗体以外にも多くの物質が含まれているため、アレルギー反応など副作用が起きる可能性もある。

それに対して、モノクローナル抗体なら、抗体だけを大量に作ることができる。同センターはこの手法で抗体を大量に作り、重症患者の治療や予防に役立てたいと考えている。「モノクローナル抗体を患者に投与すれば、患者自身がこれらの抗体を作るのと同じくらいの効果があります。さらに自分自身が作るものよりも優れた抗体を作れる可能性があります。私はそれを期待しています」（ビョークマンさん）

血漿療法、抗体医薬は抗体を使っている点で、ワクチンに似ていると思われるかもしれ

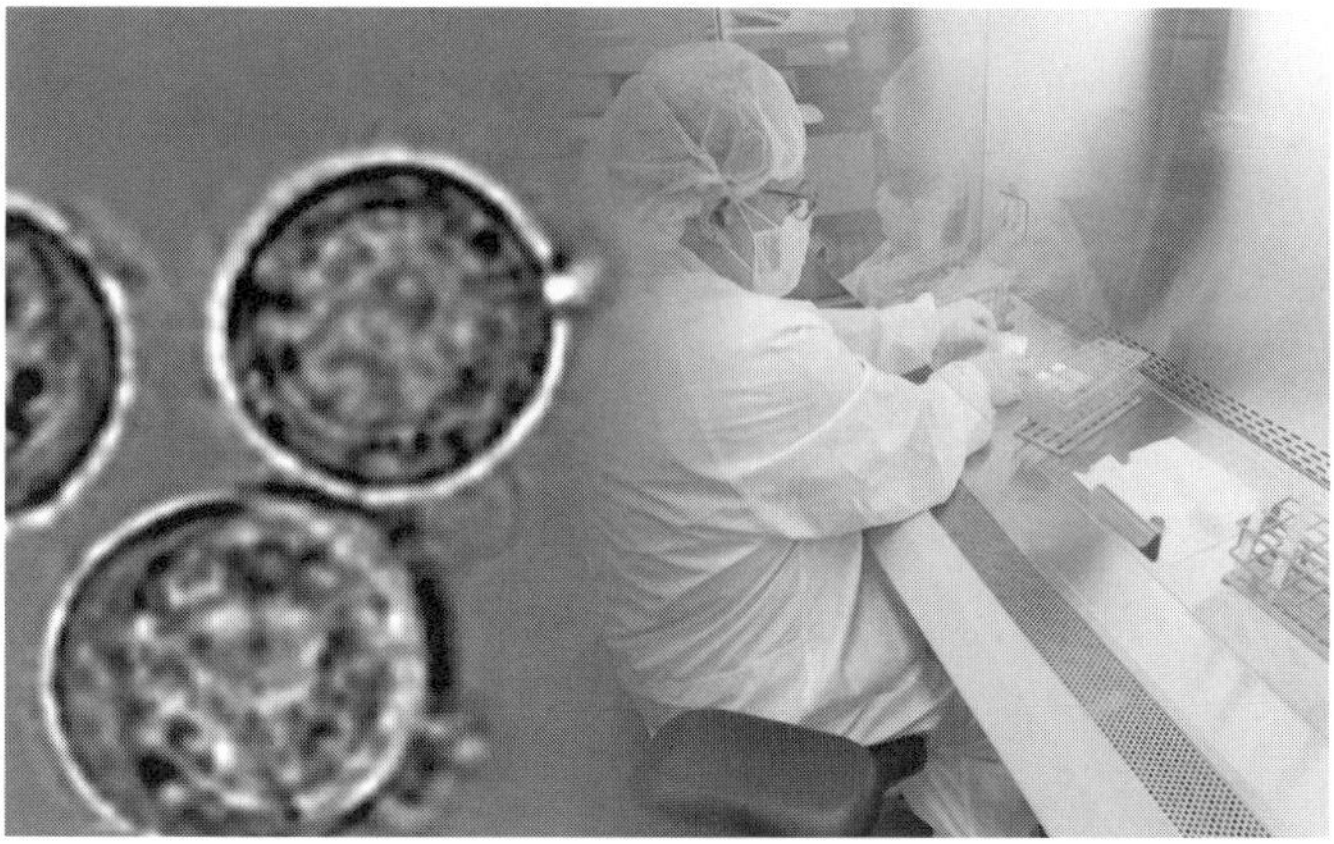

インディアナポリスのリリーテクノロジーセンターでは、新型コロナウイルスに感染した
あとに回復した人の抗体を人工的に増やして、重症者の治療に活かす
抗体療法の開発が進む。左は、抗体を作り出すB細胞の顕微鏡画像。

Souwer et al., The Journal of Immunology, 2009

ない。しかし、ワクチンは、不活化したウイルスの一部やウイルスの遺伝情報などを投与することで、接種した人自身の体内で、免疫細胞が抗体を作り出すなどして免疫をもたらすのに対し、血漿療法や抗体医薬では、すでに感染症から回復した別の人の抗体や、人工的に作り出したウイルスを無力化する効果の高い抗体を、直接体内に投与する点が異なる。

「病気から回復した人が持つ免疫の力がほかの多くの人を救うだなんて、まるでヒーローです。優れた抗体を、実験室で大量に作り出せれば、非常に多くの人を新型コロナウイルスの感染症から救うことができる

し、もしかしたら予防にも役立つだろうと考えています」（同）

この抗体医薬、「人体vsウイルス～驚異の免疫ネットワーク～」放送後、10月にトランプ第45代米大統領が感染した際、臨床試験段階中の未承認の治療として使われ、一躍注目を集めた。

そして11月には、番組で取材したイーライリリーの抗体医薬「バムラニビマブ」が、世界に先駆けてアメリカで緊急承認された。臨床試験では、軽症から中程度の症状の患者に投与することで入院率が低下するなど、重症化を防ぐ効果が確認されたのだ。

パンデミックを終息させるのに最も期待されているのはワクチンだが、重症化を食い止める効果が極めて高い治療薬が誕生すれば、それもゲームチェンジャーとなり得る。

優れた治療薬により、新型コロナウイルス感染症が、ある程度「死なない病気」になるということは、社会にとっては大きな安心材料となり、もとの生活を取り戻すきっかけに十分なり得る。抗体医薬には、そんなゲームチェンジャーとしての大きな期待がかかっている。

ウイルスに対する人の免疫反応はみな違う

大型企画開発センターのディレクター白川裕之は、1月に中国武漢で感染が広がり始めた当初から、未知の感染症と対峙する科学者たちの闘いを取材し続けていた。

3月末からは「新型コロナ全論文解析プロジェクト」を立ち上げ、新型コロナウイルス関連のすべての科学論文を人工知能AIに読みこませ、専門家たちとともに新型コロナウイルス科学の最前線を精緻にかつ俯瞰的に解析し、NHKスペシャルで伝えてきた。

そうした取材の中で、ウイルスに対する人体の免疫反応が一様ではないことに、当初から注目していた。「重症化する人としない人の違いは何か？」については、多くの研究が行われており、それらの解析から年齢、性別、基礎疾患の有無などが関係していることが明らかとなっていた。そのほかに世界中の科学者たちが必死になって解明しようとしていたのが、遺伝的な要因、つまり個人のDNAの違いだった。

白川が免疫反応の遺伝的な個人差に注目していたのは、人体シリーズの前作、NHKスペシャル「シリーズ人体Ⅱ　遺伝子」を制作し、人の体がいかに一様でなく多様であるように設計されているかを強く実感していたからだ（詳しくは、書籍『シリーズ人体　遺伝子　健康長寿、容姿、才能まで秘密を解明！』ＮＨＫスペシャル「人体」取材班著、講談社）。

人類の長い歴史において、特に感染症や病原体は、人類にとって最大の敵であり続けてきた。もし病原体に対する反応が、多くの人で一様であったなら、集団は簡単に絶滅してしまう。そのため、病原体と対抗するための免疫にかかわる遺伝子は、人体のあらゆる遺伝子の中でも、最も多様なバリエーションがあるもののひとつと考えられているのだ。

そんな免疫反応の個人差を明らかにしたという点において白川が注目した研究のひとつが、先述のロックフェラー大学の研究チームによる感染者の体内で作られる抗体の量を調べた研究だった。取材をしていた当初はプレプリント（査読前論文）だったが、のちに一流科学誌ネイチャーに掲載された。

抗体量の驚くほどの個人差は、新型コロナウイルスに感染した際の人の免疫反応には大きな個人差があることを物語っていた。もちろん、どれだけの数のウイルスに曝露したかや自然免疫の働きの強さなど、作られる抗体量にはさまざまな因子が影響を与えるものだが、遺伝的な要因も大きな可能性のひとつだ。

その後もロックフェラー大学の研究チームらは、免疫反応の個人差や遺伝的な要因が、新型コロナウイルス感染症の重症化を左右することについて、重要な報告を続けている。

長きにわたる新型コロナウイルスとの戦いにおいて、また今後も人類に襲いかかるであろう病原体との戦いにおいて、人体の免疫を司るＤＮＡの働きの解明が重要な鍵を握ることはおそらく間違いないだろう。

一卵性双子は一緒に発症する率が高い

実際、ヒトのＤＮＡとウイルスとの関係について調べると、一卵性双子（ＤＮＡがほぼ100％同じ双子）と二卵性双子（ＤＮＡは平均して50％同じ双子）で、感染症発症の一致率を比べると、一卵性双子のほうが高かったという報告が見つかった。一卵性双子のほうが二卵性双子よりも、双子の片方が感染症を発症すると、もう片方も発症する確率が高いということだ。これは何らかの病原体に感染したとき感染症を発症するかどうかに遺伝的な要因がかかわっていることを意味する。

それではどんなDNAが感染症にかかわっているのか。そのひとつが、HLAの遺伝子だ。遺伝子とは、いわばDNAという文字で記された文章のこと。HLA遺伝子は、HLAタンパク質（免疫細胞の手）を作る文章である。

HLAはウイルスや細菌などの異物の断片だけでなく、自分自身の細胞も摑んで、獲得免疫の部隊に示し、「これは自分の細胞だから攻撃してはならない」というメッセージを伝える。免疫は、ひとつひとつの細胞について、これは味方、あれは敵という具合に答え合わせをするシステムなのだ。HLAはその要である。

ひとりが持っているHLAはわずか十数種類ほどしかない。しかし全人類ではなんと数万種類はあると考えられている。個人レベルでは少ないのに、全人類レベルではこれほど多いのは、地域ごとに異なる感染症が流行してきたからだ。それに対応するため、ヒトはHLAの種類を増やしてきた。

では民族集団ごとに、HLAと新型コロナウイルスとの結合のしやすさ、つまり、「手」

がどのくらい新型コロナウイルスを摑みやすいかに違いはあるのか。

たとえばスイスのジュネーブ大学、ドイツのマックスプランク研究所、オーストラリアのアデレード大学の共同研究チームが5月に発表した論文によれば、アメリカ先住民たちが、新型コロナウイルスをはじめ、インフルエンザウイルス、ＨＩＶ、ほかのコロナウイルスと強く結合するＨＬＡを多く持っていたという。

それならば、新型コロナウイルスに対するアメリカ先住民の感染率や致死率は低そうなものだが、現実にはそうではなく、むしろ全米平均よりも高く、彼らはウイルスに苦しめられている。論文の著者らも、

「ＨＬＡは免疫応答に重要な役割を果たすが、ウイルスへの抵抗性を示す唯一の要因ではない。アメリカの先住民たちは、ほかの人たち同様に明らかに、新型コロナウイルスの影響を受けていることからもそれがわかる」

と述べている。ＨＬＡが敵と味方を区別して免疫細胞の部隊が効果的に働くのに役立つのは確かだが、ここまで述べてきたように、免疫ネットワークの反応の仕方はさまざまだ。ある部分が強くても、別の部分に弱みがあれば、新型コロナウイルスにうまく対処で

きないかもしれないのだ。

一方で、この論文の著者らは、アメリカ先住民に新型コロナウイルスなど複数のウイルスに強いＨＬＡが多く見られた理由について興味深い仮説を立てている。

５００年前、ヨーロッパ人がアメリカを植民地化したとき、先住民は天然痘などの新たなウイルスにさらされた。実際、歴史的な記録では、先住民の相当な割合がこうした新たな感染症により命を落とした。その過程で、ＨＬＡ遺伝子に選択圧が強くかかり、ウイルスに強く結合するＨＬＡが先住民のあいだで増えたのではないか。ＨＬＡの地域差は、感染症との戦いの歴史を反映しているのだ。

重症化する人としない人を調査

これまでＨＩＶ、肝炎ウイルス、結核菌などのさまざまな感染症で、病態の進行にＨＬＡがかかわっていることが明らかにされている。新型コロナウイルスでもＨＬＡが重症化にかかわっているのではないか。それを調べるのが、４月に立ち上がった国際プロジェクト「ＨＬＡ ＣＯＶＩＤ—19」だ。

骨髄ドナーのデータバンクなど既存のＨＬＡ遺伝子のデータベースに登録された人で、新型コロナウイルスに感染した人、新型コロナウイルス感染後に新たにデータベースに登録する人の協力を得て、ＨＬＡ遺伝子とウイルスの遺伝情報を比較し、両者のどんな組み合わせが重症化にかかわるのかを調べる計画だ。

ＨＬＡ遺伝子に限らず、新型コロナウイルスに感染して重症化する人、軽症ですむ人の違いを、広くゲノムレベルで調べて明らかにしようとしているのが「ＣＯＶＩＤ—19 Host Genetics Initiative」だ。イギリスのＵＫバイオバンク、フィンランドのＦｉｎＧｅｎ、日本のバイオバンク・ジャパンなどのデータベースをもとに、登録者で新型コロナウイルスに感染した人の許可を得て、データを解析する。感染する側の遺伝情報のどんな特徴が、重症化につながるかがわかれば、きめ細かな治療が可能になるはずだ。

それにしてもなぜ生命の進化は、どんな異物にも対応できる万能のＨＬＡ、つまりあらゆる異物を敵として捕まえられる「手」のかたちを選ばなかったのか。そうすればどんな感染症にも対応できるはずだ。

しかし、万能の手は危険でもある。大して害はない細菌やウイルスにも過剰に反応したり、免疫が自分自身の細胞に牙を剝いてしまったりする恐れがある。関節が変形したり、関節痛が生じたりする関節リウマチや、あちこちの臓器で炎症が起こる全身性エリテマトーデスは、自分を守るべき免疫が自分を攻撃する自己免疫疾患の代表例である。

生命は、万能な「手」のかたちの代わりに、多種多様な「手」のかたちを進化させてきた。そうすれば、どんな感染症に襲われても、誰かは助かり、種の絶滅を避けられるのだ。

マウスの実験によれば、雌マウスは嗅覚で、雄マウスのMHC（主要組織適合遺伝子複合体。ヒトのHLAに相当する）を嗅ぎ取り、自分のMHCと異なる系統のMHCを持つ雄を交尾の相手として選ぶ傾向が見られたという。

スイスの学生を対象とする実験では、女子学生に、数人の男子学生がそれぞれ何日も着用したTシャツを並べて、どの臭いを心地よく感じるかを訊ねると、自分のHLAと遺伝的に遠いHLAを持つ学生が着たTシャツを選ぶ人が多かったという。HLAを多様化させようという力は、ヒトの行動も左右している可能性があるのだ。

Column

なぜ、コロナウイルスは天然痘のように撲滅できないの?

人類はたびたびウイルスの猛威に苦しめられてきた。その中でも、強い感染力と、ずば抜けて高い致死率で、昔から恐れられていたのが天然痘を引き起こす天然痘ウイルスだ。致死率で比べると、新型コロナウイルスでは約2%だが、天然痘ウイルスでは20~50%にも及ぶ。

天然痘ウイルスに感染すると、高熱を発し、全身の皮膚にも内臓にも水疱が広がる。水疱はやがて膿んで膿疱となり、最悪の場合、患者は、肺を損傷し、呼吸不全に陥って死にいたる。

患者として名前がはっきりしている最古の例は、紀元前1100年代に亡くなった古代エジプト王朝のラムセス5世だ。ミイラの顔にはたくさんの天然痘の跡が残っていることから、天然痘で亡くなったと考えられている。

少なくとも３０００年以上人類を苦しめ続けてきた天然痘だが、その流行を終息に向かわせるきっかけになったのが、１７９８年にイギリスの医師エドワード・ジェンナーが発表した種痘法だ。

牛のあいだで流行していた牛痘の膿をあえてヒトに接種すると、大した症状を出さずに牛痘に対する免疫を獲得することができる。この免疫が天然痘にも有効で、牛痘の接種によって天然痘にかかりにくくなるのだ。牛痘（種痘）は人類初のワクチンとして、徐々に世界で実施されるようになった。

だが、天然痘は20世紀に入ってからだけでも世界で3億人の命を奪った。種痘の徹底により天然痘を根絶させる地域が先進国の中から出てくる一方、種痘の普及が遅れた発展途上国や人口密集地で流行がくり返されたからだ。

このような状況の中、１９５８年、世界保健機関（ＷＨＯ）が天然痘根絶計画をスタートさせた。天然痘患者を報告すると賞金を出して、迅速に感染者を特定し、発病１ヵ月前からその感染者に接触した人すべてに種痘を行うなどして、徹底的な封じ込めを図ったのだ。

そしてついに１９８０年、根絶宣言が出された。研究所からのウイルス漏洩などの

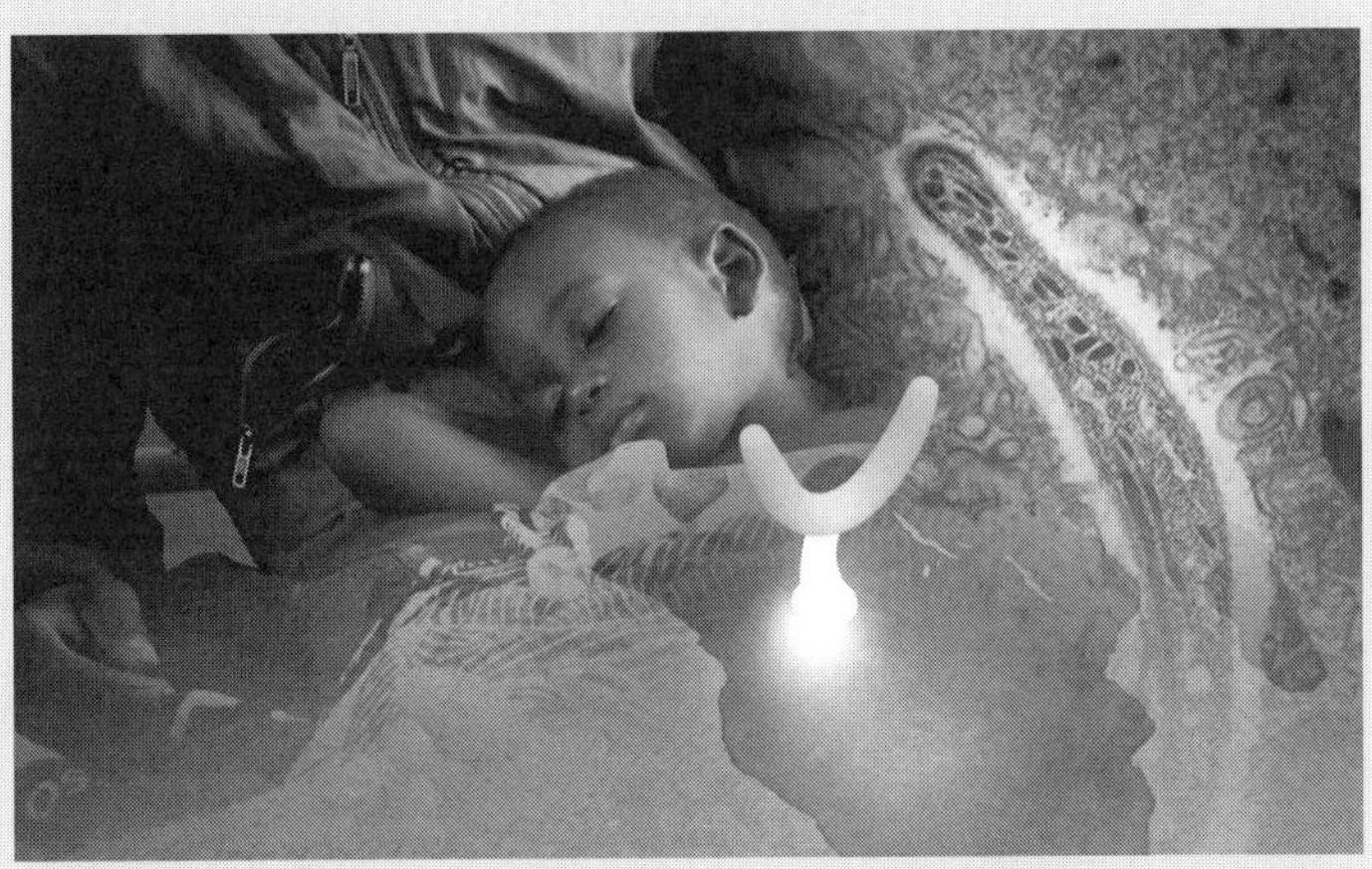

熱帯、亜熱帯地域を中心にマラリアの患者が発生している。一方、最も深刻な影響を受けているアフリカでは、マラリアの重症化を防ぐような遺伝子の持ち主が多い。

事例を除けば、1977年以来、自然界で感染したと見られる患者は出ていない。

これまでのところ天然痘は人類が制圧に成功した唯一の例だが、新型コロナウイルスも天然痘ウイルスと同じように制圧することはできないのだろうか。

多くの研究者は、それは無理だと考えている。最大の理由は、このウイルスによる感染症が、ヒトと動物に共通して感染する「人獣共通感染症」であることだ。

天然痘ウイルスは、ヒト同士でしか感染しない。だが新型コロナウイルスを含むコロナウイルスの仲間は、さまざまな哺乳類に感染する。仮に全人類から新型コロナウイルスが取り除かれたとしても、また新たなコロナウイルスや別のウイルスが動物から人類にもたらされるのは間違いない。

新興ウイルスの現れる頻度を減らす、あるいはタイミングを遅らせるには、野生動物との接触の機会を減らす、自然界に存在するウイルスを監視するなど多角的な対策が必要だ。

マラリア原虫によって引き起こされ、毎年2億人以上が感染し約40万人以上の命を奪うマラリアも、根絶の難しい感染症だ。いまだ決定打となるワクチンがないからだけでなく、マラリア原虫を媒介するハマダラカというヒトとは別の生物が絡んでいるからだ。

ハマダラカを撲滅するための研究も進められているが、一方、ひとつの種を人為的に排除することに対して、生態系に予期せぬ悪影響を及ぼすという理由で、その研究に反対する人たちもいる。ジカ熱、デング熱など、蚊が病原体を媒介するほかの感染症についても同じ議論がある。

第4章

胎盤も記憶も

●ヒトとウイルスの「共存関係」

天然痘、麻疹《はしか》、インフルエンザ、HIVなど、人類はこれまで幾度もさまざまなウイルスに打ちのめされてきた。

しかし、長い進化の歴史を遡ると、逆に生物もウイルスを巧みに利用してきたという意外な事実が見えてくる。

赤ちゃんを宿す胎盤とウイルスの共通点

今、ウイルスの遺伝子を利用して、私たちの体はさまざまな機能を獲得してきた可能性が明らかになりつつある。

たとえば、女性が妊娠すると作られる「胎盤」も、はるか昔にウイルスからもらった遺伝子を利用して進化した可能性がわかってきている（口絵16）。

胎盤とは、赤ちゃんの側から伸びた血管と、母親の子宮が接する部分を指し、母親のお腹の中で胎児を育むことを可能にした臓器である。

胎盤は受精卵から作られた赤ちゃんの一部であり、胎盤の中では、赤ちゃんの側から枝木のように伸びた「絨毛《じゅうもう》」が、母親の血液に浸かっている。この絨毛を通じて母親から酸素や栄養を受け取るわけだが、母親と赤ちゃんの血液が混ざり合わないよう胎盤の中で空間を分離し、母親の免疫が胎児を異物として攻撃しないような仕組みになっているのは、ウイルスの遺伝子由来と考えられているのだ。

胎盤は哺乳類特有の臓器だが、実は胎盤にもいくつかのタイプがある。ヒト、犬、猫などの真獣類は一定期間、お母さんの体の中で赤ちゃんを育てることができる胎盤を持つが、カンガルーやコアラなどの有袋類が持つ胎盤はもっと未熟である。

一方、カモノハシとハリモグラからなる単孔類は母乳で子どもを育てることから哺乳類の仲間に分類されるが、胎盤を持っておらず、卵で産む。つまり、胎盤のありなしが、真獣類・有袋類と、単孔類を分けているのだ。

真獣類・有袋類が持っていて、単孔類が持っていない遺伝子のひとつが、PEG10だ。PEG10は、(まだ恐竜がいた) 約1億6000万年前におそらくウイルスに感染したことで取りこまれた可能性がある。その遺伝子が哺乳類の初期の胎盤を形成したと考えられるのだ。

マウスを使った実験でPEG10を働かないようにすると、胎盤をうまく形成できないことが明らかになっている。さらにヒトを含む真獣類の胎盤では、ほかにもいくつか欠かせないウイルス由来の遺伝子が見つかっている。

お腹の中の赤ちゃんも、母体にとっては、ある意味、ウイルスと同じく異物だ。受精卵が、異物として排除されないように、母体の子宮へうまく着床するには、ウイルスが細胞に感染するのと似た仕組みが必要になったということかもしれない。

ヒトのDNAの8%がウイルス由来

なぜ、このような共存関係が生じたのか。実は、ウイルスの中には、侵入した生物の細胞に自分のコピーを作らせるだけでなく、自分の遺伝情報であるRNAを生物の設計図であるDNAに組みこんでしまうものがいる。この種のウイルスは「レトロウイルス」と呼ばれ、HIVはその一種である。

レトロウイルスの特徴は、逆転写酵素と呼ばれる特殊な変換マシンを持っていることだ。

通常の細胞では、タンパク質を作る際、(二本鎖の) DNAを鋳型としてRNA (メッセンジャーRNA) というコピーを作る (転写)。そしてRNAの配列を読みとりタンパク質を作るのだ。DNA→RNA→タンパク質という順に遺伝情報が伝達され、その逆はありえないという考えは「セントラルドグマ」と呼ばれる。DNA二重らせん構造を発見したフランシス・クリックが1958年に提唱して以来、生物の基本原理とされていた。

これを覆したのが、レトロウイルスから見つかった逆転写酵素だ(1970年に、ハワード・マーティン・テミンとデビッド・ボルティモアにより独立して発見され、ふたりは1975年にノーベル生理学・医学賞を受賞した)。

DNA→RNA→タンパク質の順に遺伝情報が伝達されるとするセントラルドグマに反して、レトロウイルスでは、逆転写酵素の働きにより、RNA→DNAの順に、つまりウイルスのRNAを鋳型にしてDNAにコピーされる。ここからDNAに変換されたウイルスの配列が、感染した細胞のDNAに組みこまれ、その部分がレトロウイルスに必要なタンパク質を作り、レトロウイルスは増殖する。

こうしてはるか昔に祖先のＤＮＡに組みこまれてきたウイルスの遺伝子が、私たちのＤＮＡの約８％を占めていると考えられている。

長期記憶や受精もウイルスの影響

胎盤以外にも私たちにとって重要な機能なのが、脳の長期記憶だ。これもウイルスに由来すると考えられている（口絵17）。

長期記憶とは、数日から数年、あるいは一生のあいだも維持される記憶のこと。初対面の人の名前や、電話番号など一時的に覚えてもすぐに忘れてしまう短期記憶と異なり、大量の情報を蓄えられるのが特徴だ。

長期に記憶するのに欠かせない遺伝子のひとつが、Ａｒｃだ。Ａｒｃはウイルスを取り囲む「殻」によく似たタンパク質を作る。そのタンパク質は内部に遺伝物質（ｍＲＮＡ）を収め、ある神経細胞から別の神経細胞へ移動する。

Ａｒｃ遺伝子が働かないようにしたマウスは長期記憶が損なわれていることから、Ａｒ

ｃ遺伝子は長期記憶に必要な働きをしていると考えられているが、このＡｒｃもウイルス由来の遺伝子である。そして興味深いことに、ウイルスが細胞に感染するのとよく似た仕組みを使って、脳では神経細胞間の情報伝達が行われているというのだ。

精子と卵子がひとつになり、新しい命を生み出す「受精」にもウイルスの働きに似たものがある。口絵18の右の電子顕微鏡画像では、父親のＤＮＡを運ぶ精子が、母親の卵子の中にまさに入りこもうとしているところだ。その様子は、ウイルスが「偽の鍵」を使って細胞に入りこむのとそっくりではないだろうか（口絵18左）。

２０１７年に発表された３本の論文から、植物、昆虫、無脊椎動物などが受精時に使う「鍵」と、あるウイルスが細胞に侵入する際に使う「偽の鍵」の構造がそっくりであることが明らかになった。精子が卵子に融合できるのは、この「鍵」を持っているおかげなのだ。

あるウイルスとは、突然の発熱と頭痛、筋肉痛、食欲不振、腹痛を発症し、重症型では全身に出血が見られるものもあるデング熱の原因ウイルス「デングウイルス」、それから発熱などの症状のほか、妊婦が感染すると脳や頭骨が未発達の「小頭症」の子どもが生まれる確率が高くなるとされるジカ熱の原因ウイルス「ジカウイルス」である。

このことから、両者の「鍵」がもともと同じだったのではないかと考えられている。われわれ生物の祖先である初期の真核生物（細胞の中に細胞核を持つ生物）と、ウイルスの祖先が、同じ「鍵」を持っていた可能性があるのだ。ふたつの個体がＤＮＡを交換して新しい個体を生み出す有性生殖は、ウイルスが細胞に感染する仕組みを利用して始まったのかもしれない。

ただし、「鶏が先か、卵が先か」と同じように、生物とウイルスのどちらが先に細胞に入りこむための「鍵」を持っていたのかは明らかではない。

私たちの祖先が、感染したウイルスに組みこまれた遺伝子を、「鍵」の役割を果たすタンパク質（膜融合タンパク質）を作る遺伝子として活用し、受精の仕組みが生まれたと考えることもできるし、逆に、ウイルスのほうが細胞に侵入する「鍵」を拝借したと考えることもできる。ただし人間を含む脊椎動物では、この遺伝子は見つかっていない。

発見された体内の39の常在ウイルス

口や皮膚、腸には「常在菌」と呼ばれる無数の細菌が棲みついていることはよく知られている。いちばん多いのは腸の中で、ヒトのすべての体細胞数（推定37兆個）と同程度の数の細菌がいる。これら常在菌は、われわれが体調を崩したときに悪さをすることもあるが、多くの場合、健康を保つのに大きな役割を果たしている（124ページのコラム参照）。

ウイルスにも、いつも体の中に潜んで、われわれの健康に悪影響だけでなく、何かよい効果を及ぼしている常在ウイルスがいるかもしれない。そんな研究を発表したのが、第1章、第2章で登場した東京大学医科学研究所の佐藤佳さんだ。

佐藤さんがこの研究で注目したのは、健康な人間の体内にどんな常在ウイルスがどれくらい潜伏しているのかだ。

佐藤さんが2020年6月に発表した論文によれば、健常人547人の51種類の組織の遺伝情報と、ウイルスの遺伝情報を網羅的に比較して解析したところ、脳、心臓、肺、肝臓、大腸、血液、筋肉などの27種の組織に、少なくとも39種類のウイルスが常に存在していることが見いだされたという。そのうちのひとつであるヒトヘルペスウイルス7型は胃にひそみ、ヒトの遺伝子に作用して、胃の生理的な働きに影響を与えている可能性があることも明らかになった。

「多くの人はウイルスに対して怖いというイメージを持っていると思います。しかしウイルスの中には、人によい効果を及ぼすものがいるかもしれません。さまざまな視点から調べることで、ウイルスを新たに定義するような研究をしていきたいと考えています」（佐藤さん）

生命とウイルスは、40億年もの歴史の中で、敵対するだけでなく、時におたがいに利用し合う、「共存関係」を築いてきたのである。

敵をも利用する生命のしたたかさ

免疫とウイルスの進化の歴史に関するVTRを作ったスタッフのひとりが、NHKエデユケーショナルで科学健康部に所属する芥川美緒だ。

大学まで文系だったが、子どもにも楽しめる「シリーズ人体」を作ろうと企画し、前出の古川とともに、2018年、ユニークな手描きアニメや、キャラクター化された臓器で、生命の不思議に迫るシリーズ番組「バビブベボディ」をスタートさせた。この制作のため、研究者に取材を重ね、人間の体の仕組みを学んできた。

芥川は今回の「人体vsウイルス～驚異の免疫ネットワーク～」制作チームに加えられたとはいえ、初めはウイルスと細菌の区別もついていなかった（ウイルスは自分自身で増えることができないが、細菌は自らコピーを作って増えることができる）。

生物の遺伝情報を伝える物質であるDNAを「文字」とすれば、遺伝子は、体をかたち作るタンパク質のもととなる情報、いわば意味のある一連なりの「文章」である。そしてDNAという文字で書かれてはいるものの、タンパク質を作るもとにはならない部分もある。それら意味のある文章も意味をなさないデタラメな部分もすべてひっくるめた一冊の「辞書」にあたるのがゲノムだ。

取材活動を進める中で、芥川が驚いたのは、前述したとおり、ヒトの全遺伝情報であるヒトゲノムに占めるウイルス由来の部分の割合が8％にも及ぶことだ。ただし、この8％には「おそらくウイルスに由来するが、確証はない」部分も含む。とはいえ、ウイルス由来の部分が、それだけたくさん含まれているのだ。

芥川は取材するたびに「ウイルスとは何か」という率直な問いを専門家に投げかけた。「生物になり損なったもの」と生物に劣る存在という見方を示す人もいれば、「生物とウイルスのどちらが先に生まれたのかわからない」と答える人もいた。

「異物であり、敵であるウイルスもしっかりと活かしているところに、生物の進化のしたたかさを感じますね」とは、免疫とウイルスが競いながら進化してきた歴史をたどるVTRに対して、元ラグビー界のスターで、医師を目指している福岡堅樹さんがスタジオで述べた感想だ。

芥川も取材の過程で、ウイルス由来の遺伝情報すら活用する生物の能力が何によるものなのか疑問に思った。

ある専門家が教えてくれたのが、エピジェネティクスと呼ばれる、DNAの働きをオンにしたり、オフにしたりする仕組みだ。たとえば、DNAのある部分にメチル基と呼ばれる蓋をかぶせてその部分を読めなくしてしまい、タンパク質が作られないようにしたり、タンパク質が作られる量を減らしたりして調節する。

また、DNAはヒストンと呼ばれる円盤状のタンパク質に巻きついて数珠が連なっているような状態で細胞の核に収まっているが、ヒストンにメチル基などがついたり離れたりすることで、DNAの働きをオンにしたりオフにしたりすることもある。その専門家によれば、哺乳類ではこのDNAの働きを調節する仕組みが特に発達したという。

こうして生物、なかでも哺乳類は、自分自身のゲノムにウイルスの遺伝情報を書き加えられても、いつでも蓋をして封じることができるようになった。もし、ウイルスがゲノムに入っても、その部分をオフにしてしまえば機能を封じることができる。

一方で、ウイルスが挿入した部分も、まったく意味のないわけではなく、何かしらの機能を持っている。そこで環境の変化などに合わせて、この部分の働きを調整してオンにできれば好都合だ。ウイルス由来の部分が哺乳類自身にとって何らかの有利な機能を担う場合もあるからだ。

生物のゲノムに、自らの遺伝情報を挿入するウイルスもすごいが、それを利用して、進化の原動力とする生物はたしかにしたたかだと芥川は思った。

番組では、ウイルス由来の遺伝子が胎盤、長期記憶、受精に重要な役割を果たしている事例を、生命とウイルスの切っても切れない「共存関係」として紹介した。

しかし、今まさにわれわれが直面している新型コロナウイルスとも共存関係を結ぶべきだと視聴者に伝えたかったわけではない。新型コロナウイルスの流行も、長い時間がたてば、いずれ毒性が弱まり、ほかの常在ウイルスと同じく、ヒトの体内にひっそり潜んで悪影響を及ぼさなくなるだろう。健康に役立つ機能すら持つようになるかもしれない。

地球上で一時期、栄華を誇った生物種がパンデミックで絶滅の危機に瀕するほど個体数を減らし、生き残った一握りの集団が、その後再び勢力を伸ばして繁栄し、しかしパンデミックでまた激減し、……という営みを生物はくり返してきたと考えられる。

人類にとって、あるいは哺乳類にとって欠かせない胎盤をもたらしたウイルスが当時の生物たちに壊滅的なダメージを与えた可能性もある。その危機を乗り越えた一部の哺乳類が、胎盤を獲得し、哺乳類の大繁栄につながったのかもしれない。

だからといって膨大な犠牲が出るのを座視したままでいいわけではない。3密を避ける、マスクを着用して感染の流行を遅らせるとともに、治療薬、ワクチンを開発・駆使し、新型コロナウイルスを克服するのが、文明化した時代の共存のあり方だ。

今、パンデミックの渦中にある人類は、持てる力をすべて使って、ウイルスの脅威に立ち向かうべきなのだ。

Column

なぜ、免疫細胞の7割が腸に存在するの？

人体を守る約2兆個の免疫細胞のうち、7割は腸に存在する。

腸の長さは成人で約8・5メートル。腸の壁の表面には、絨毛と呼ばれるヒダが密集している。腸の絨毛をひとつひとつ開いて広げるとすると、腸全体で32平方メートルにも及ぶ。畳にして20畳分、バドミントンコートの半分に相当する大きさだ。この絨毛の中や、腸管の壁の中にギッシリ詰まっているのが免疫細胞だ。

なぜそんなにもたくさん腸に結集しているのか？

それは腸が、体内で「外界」と最も深いかかわりを持つ臓器だから。腸には、ヒトが外界から取りこんだ食べ物のほか、食べ物に混じって細菌やウイルスなどの病原体も流れこんでくる。だからこそ人体は、外敵との戦いの最前線である腸に、多くの免疫細胞を配備しているのだ。

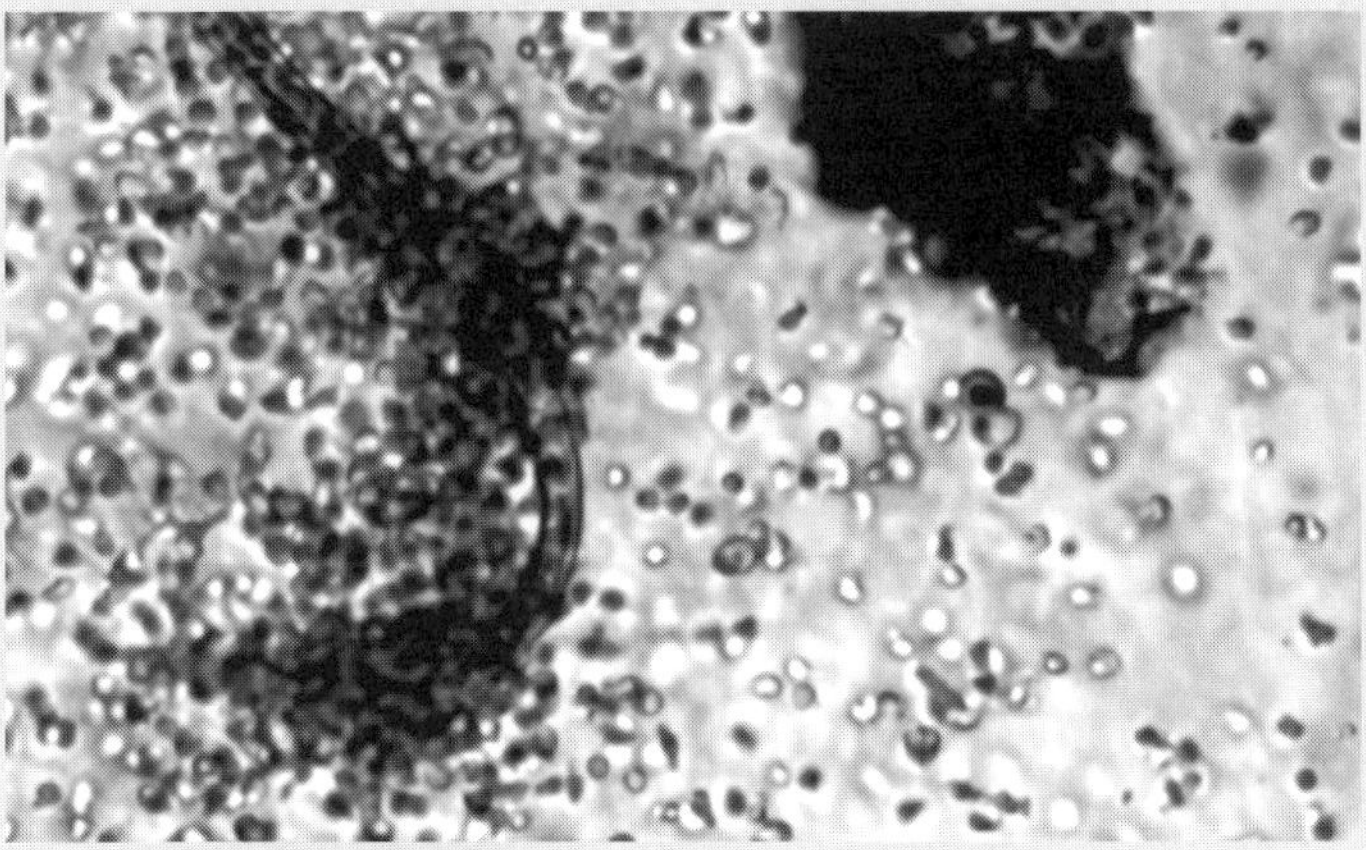

病原体の周囲に集まって、攻撃をしかける免疫細胞たち。
このような免疫細胞がヒトの全身に約2兆個存在すると言われる。

病原体の侵入を察知した免疫細胞は、警報物質を放出。周囲に「敵が来たぞ!」と知らせる。そのメッセージを受けとり腸の壁が殺菌物質を放出して病原体を排除する。免疫細胞と腸の連係プレイで病原体に対処するのだ。

だが、強大な攻撃部隊は、諸刃の剣でもある。食べ物も病原体も異物だが、異物をすべて有害なものとして排除してしまっては、食べ物を消化吸収して栄養を取り入れるという腸本来の役割を果たすことができない。

そこで腸には、有害な異物と無害な異物の見分け方を免疫細胞に教える「訓練場」も備わっている。そのひとつが「パイエル板」と呼ばれる組織。

パイエル板は、絨毛と絨毛のあいだの平らな部分の下にある。

腸内を漂流する食べ物の欠片やウイルス、細菌などをわざわざパイエル板に引きずりこみ、伝令役の食細胞が捕まえて、T細胞やB細胞などの免疫細胞にそれらを見せ、「これは攻撃対象」「これは敵ではないから攻撃してはならない」といった情報を伝える。こうして学習を終えた免疫細胞は血流に乗って全身に運ばれ、ウイルスや細菌と戦う戦士として腸だけでなく全身で働く。

本文で触れたとおり、腸には、ヒトのすべての体細胞数と同程度の数の常在菌、いわゆる「腸内細菌」が棲みついている。近年、この腸内細菌が免疫に大きな役割を果たしていることが次々と明らかになってきている。

たとえば腸内に棲む細菌クロストリジウム属の一種は、酪酸という物質を放出し、腸の壁の中にいる免疫細胞に働きかけ、Tレグ（制御性T細胞）と呼ばれる特別な細胞に変身させる。Tレグには、過剰に活性化して暴走している免疫細胞へ鎮静化物質を放出して落ち着かせる役割がある。

つまり、腸は免疫の攻撃力を高める一方で、ブレーキ役を果たすTレグを生み出すことで、全身の免疫をコントロールしているのだ。

＊参考：ＮＨＫスペシャル「人体　万病撃退！〝腸〟が免疫の鍵だった」（２０１８年１月14日放送）

第5章

ファクターXと治療法・ワクチン

●今欠かせない知識

新型コロナウイルス感染による累計死者数が２０２０年9月下旬に１００万人を超えた（米ジョンズ・ホプキンス大学の調査による）。１９６８年に香港で発生し、世界で流行した香港風邪（インフルエンザウイルス）で出した死者数（推定１００万〜４００万人）に匹敵する勢いだ。

新型コロナウイルス感染者も、１日あたり数十万人単位で新たな感染者数が積み上げられ、12月には世界累計で６８００万人を超えている。特に死者、感染者ともに多いのが米国、ブラジル、インドだ。それぞれ12月10日までに累計で29万人以上、17万人以上、14万人以上の死者を出している。感染者数は上位3ヵ国だけで３２００万人以上だ。ヨーロッパでもスペイン、フランス、イギリス、イタリアそれぞれで4万〜6万人が命を落としている。

一方、日本では4月に感染者数がピークを迎え、5月中旬に感染者は減って第一波が終わった。だが、7月からの第二波、11月からの第三波で感染者の増加がくり返されている。

ただし日本の感染者数、死者数とも、新型コロナウイルスが猛威を振るっているほかの国に比べるとかなり少ない。12月10日までの日本の累計感染者数、累計死亡者数はそれぞれ約17万人、約2500人である。人口100万人あたりで比べると、その差は歴然だ。

感染者数で米国が約4万7000人、ブラジルが約3万2000人、インドが約7000人、ヨーロッパでもスペインやフランスが約3万7000人であるのに対して、日本は1363人。死者数で米国、ブラジル、スペイン、フランスが800~1000人であるのに対して日本は十数人にすぎない。日本の感染者数、死者数とも、桁違いに少ないのだ。ちなみに韓国やマレーシアも比較的感染者、死者数が少なく抑えられている。

いったいなぜなのか？　専門家、一般の人々のあいだで活発な議論が交わされているが、その中で登場するキーワードが「ファクターX」だ。日本を含むアジアの一部の国で感染者、重症者、そして死者が少ない謎の要因を指す言葉として山中さんが名づけた。

ファクターXとは何なのか？　以下、いくつかの代表的な候補を紹介したい。スタジオでは山中さんが「正直に申し上げて、ファクターXはまだわかりません」と言っていたが、番組放送からしばらくたった今もなおはっきりしたことはわかっていない。

しかし、ファクターXの候補には、新型コロナウイルスの性質や私たちの免疫系の働きを学ぶヒントがたくさん含まれている。また今後の日本の対策を考える上でも、ファクターXに関する知識が役に立つはずだ。

なお本章と、次章の内容は書籍化にあたり、免疫学者で、大阪大学免疫学フロンティア研究センター招へい教授の宮坂昌之さん（133ページの写真）の協力を得て構成している。番組の監修者のひとりである宮坂さんには事前の取材過程で、有益な情報を提供していただいた。

候補1▼BCGが自然免疫を「訓練」する

ファクターXの有力候補のひとつが、BCGだ。番組中でも、山中さんは次のように述べた。

「BCGは結核を予防するワクチンですが、以前からほかのウイルスや細菌に対しても免疫を高めるんじゃないかと言われていました。BCGによって自然免疫が訓練されると考えている科学者もいます。その訓練の効果で、新しいウイルスがやってきたときに自然免疫が頑張っているんじゃないかと考えられています。これも有望な仮説です」

日本では生後1歳までの赤ちゃんに対して、結核予防のためにＢＣＧが接種される。結核は結核菌が引き起こす感染症で、長期にわたる微熱、咳、倦怠感などの症状が出る。第二次大戦後に抗菌剤による治療法が確立するまで、不治の病と恐れられた。現在ではＢＣＧ接種の普及により感染者は減ったものの、高齢者を中心に毎年約1万5０００人の感染者が新たに発生し、約２０００人が結核で亡くなっている。

ＢＣＧが新型コロナウイルスの予防に役立っているのではないかという説は、ＢＣＧ接種を義務として課している国（日本やアジア諸国など）では、新型コロナウイルスに対する感染者数、死者数が、非接種国（アメリカやベルギーなど）のものより顕著に低いとする報告に基づいている。

しかし、ＢＣＧ接種国のインド、ブラジルでは感染者数、死亡者数ともに高く、ＢＣＧが新型コロナウイルスに確実に有効かどうかははっきりしない。ただし山中さんが指摘しているように、自然免疫を「訓練」することは確かだと見られている。ＢＣＧを接種した集団は、結核以外の呼吸器感染症の罹患率・死亡率が低いなどの調査結果が、今回のパンデミック以前から相次いで報告されているからだ。

ギリシャなどの研究チームが、生物学分野で最高峰の米科学誌「Ｃｅｌｌ」に２０２０年9月に発表した論文によれば、ＢＣＧを接種した人と、プラセボ（ＢＣＧではない偽ワクチン）を接種した人では、１年間で、何らかの感染症にかかったのはＢＣＧを接種した人で約25％、プラセボを接種していた人で約42％だった。新型コロナウイルスへのリスクを評価したものではないが、ＢＣＧに感染症全般に対してリスクを減らす効果があることを示す結果だ。

宮坂さんも、ＢＣＧが自然免疫を訓練すると考える科学者のひとりだ。

「通常、ＢＣＧを接種するのは幼児ですが、ギリシャでは医療従事者や高齢者など重症化リスクの高い成人を対象に、幼児期以来2度目のＢＣＧを接種する臨床治験が実施中です。まだ最終報告は出ていませんが、中間報告によれば、新型コロナの感染率減少を示すデータが出ています」

だが、日本ワクチン学会は４月に声明を出し、新型コロナウイルス感染症を予防する目的でのBCG接種を推奨しないという立場を表明している。

その理由として同学会は、「『新型コロナウイルスによる感染症に対してBCGワクチンが有効ではないか』という仮説は、いまだその真偽が科学的に確認されたものではなく、現時点では否定も肯定も、もちろん推奨もされない」「BCGワクチン接種の効能・効果は『結核予防』であり、新型コロナウイルス感染症の発症および重症化の予防を目的とはしていない。また、主たる対象は乳幼児であり、高齢者への接種にかかわる知見は十分とは言えない」「本来の適応と対象に合致しない接種が増大する結果、定期接種としての乳児へのBCGワクチンの安定供給が影響を受ける事態は避けなければならない」の3点を挙げている。

宮坂さんはこれについて、研究デー

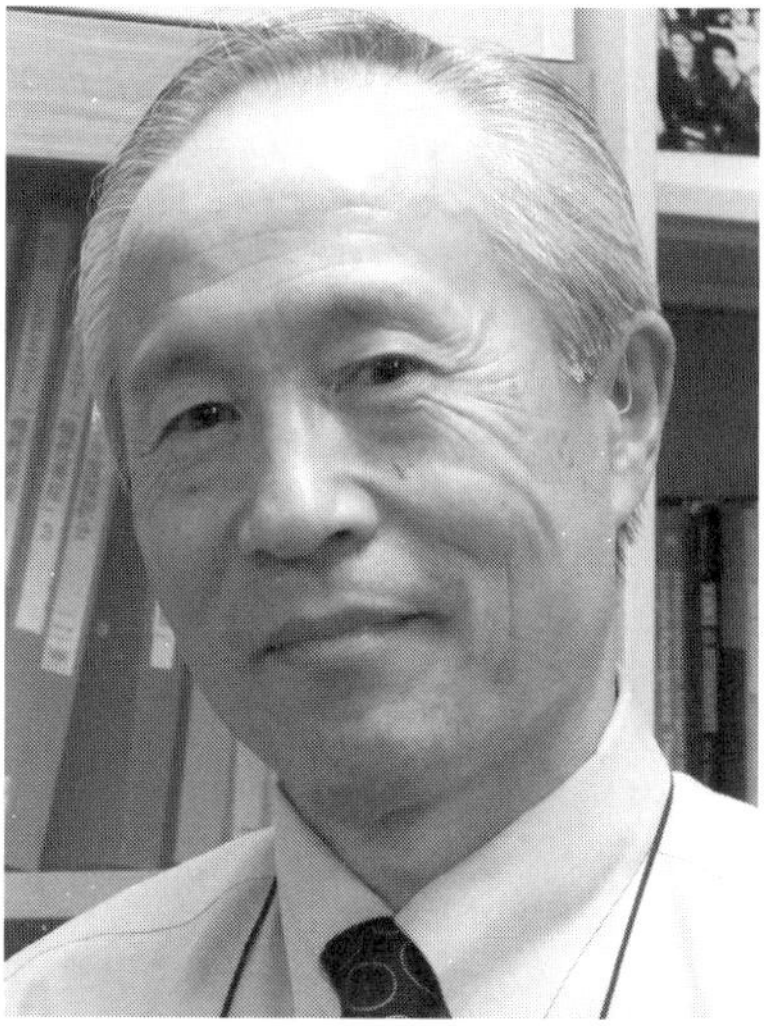

大阪大学免疫学フロンティア研究センターの宮坂昌之招へい教授。

タを示しながら述べる。

「幼児のためのワクチンを大人が奪ってはならないというのはそのとおりです。しかし効果があるなら増産すればいい。2度目のBCGでは、ひどい反応が起こるという心配もありますが、今までのところ、ギリシャではそういう副反応の報告はありません。日本でも2003年に、寝たきりの高齢者を対象に肺炎予防を目的とするBCG接種の臨床研究の結果が報告されています。食べ物を飲みこむ力が弱った高齢者では、気道に食べ物を詰まらせて、それをきっかけに細菌性の肺炎を起こして亡くなってしまうケースがしばしばあります。これを避けるために、BCGが役立つのではないかと考えた東北大学老年呼吸器内科の研究チームが、高齢者介護施設に入所している高齢者のうち、結核菌感染の有無を調べるツベルクリン反応で陰性の人、つまり結核菌感染かBCG接種の経験のない人たちの半数に、BCGを接種してもらったのです。すると、2年のあいだ、ツベルクリン反応が陰性のままの人の42%で肺炎が発生したのに対して、もともとツベルクリン反応で陽性だった人では13%、新たなBCG接種によってツベルクリン反応が陽性になった人では15%程度しか肺炎が発生しなかった。肺炎がぐんと抑えられたのです。この結果を見ても、

ＢＣＧには自然免疫を訓練する効果があると考えられます」

では、ＢＣＧは自然免疫をどのように訓練するのだろうか？

「ＢＣＧ接種によって自然免疫の主役である食細胞の一種が活性化され、種々の警報物質が放出されやすくなることが明らかにされています。異物が体に侵入したときに最初に反応する食細胞が、より活発に異物を食べたり、警報物質、特にインターフェロンを出してウイルスの増殖を抑えてくれるようになるのです。自然免疫が鍛えられて活発に働くようになると、獲得免疫も働きやすくなります」（宮坂さん）

ＢＣＧによって食細胞が活性化されるとしても、その効果はどれくらい続くのか？

「食細胞の寿命は10日ほどです。感染の現場で働いて役目を終えると死んで、別の食細胞に食べられます。減った分の食細胞は骨髄で作られて補給されます。食細胞の寿命が10日しかないとすると、いったん活性化されても、すぐにその効果は消えるはずです。ところが、生まれて1年以内の赤ん坊に注射すると、その効力は20年程度続くことが知られています。いったいなぜなのか。近年、ＢＣＧが、食細胞のもとになる骨髄の細胞に働いて、遺伝子がタンパク質を作る量を調節する仕組みとして記憶されることが明らかになっています。その結果として長く効果が続くのでしょう。成人の場合は、ギリシャの臨床治験によれば、ＢＣＧ再接種から2～3ヵ月効果が持続すると考えられています。決して長くはありませんが、新型コロナウイルス専用のワクチン接種ができない状況なら、ＢＣＧを接種する意味はあるかもしれません」（同）

とはいえ、新型コロナウイルスに対するＢＣＧの効果はまだ証明されていない。先に紹介したギリシャのほか、オランダ、イギリス、ドイツ、アメリカなどでも成人に対するＢＣＧ接種の臨床治験が進行中だ。これらの結果を待って、ＢＣＧの効果を見極める必要があるという。

宮坂さんによれば、近年、自然免疫に対する見方が劇的に変わってきたという。

「抗体を作るＢ細胞や、感染細胞を攻撃するキラーＴ細胞など獲得免疫は、特定のウイルスを狙い撃ちします。ＨＩＶも、インフルエンザウイルスも、おたふく風邪を引き起こすムンプスウイルスも、新型コロナウイルスも、ポリオウイルスも、すべて区別して攻撃するわけです。インフルエンザウイルスを攻撃する抗体やキラーＴ細胞は、ポリオウイルスには対応できません。それに対して、自然免疫の食細胞は、おおまかに区別します。特定の異物を認識する代わりに、『これはRNAウイルスだ』『それはDNAウイルスだ』『あれは細菌だ』という具合に、パターンを認識するのです。BCGは、免疫細胞に限らず、人体の細胞に備わっている異物センサーを刺激して食細胞を活性化すると考えられています。ちなみにこの仕組みを解明したのが、仏ストラスブール大学のジュール・ホフマン氏、米ハワード・ヒューズ医学研究所のブルース・ボイトラー氏、そして大阪大学の審良《あきら》静男氏らです」

ホフマン、ボイトラーの両氏は、獲得免疫への伝令役を担う食細胞の一種である樹状細胞を発見した米ロックフェラー大学のラルフ・スタインマン氏とともに11年のノーベル生理学・医学賞を受賞した。

「審良氏も、1990年代の終わりごろに食細胞の異物センサーをいくつも発見したのですが、残念ながら受賞者には選ばれませんでした。食細胞だけでなく、体のほとんどの細胞が異物センサーを持っています。従来は、免疫細胞だけが異物を感知すると考えられていましたが、全身で異物に対処するわけです。審良氏らの発見が生物学、医学の常識を覆

したのです」（宮坂さん）

候補2▼交差免疫を持っている未感染者を発見

免疫研究のメッカとして世界的に知られるのが、米カリフォルニア州のラホヤ免疫研究所。ここの研究チームによる興味深い論文が4月、「Ｃｅｌｌ」誌で発表された。

この論文によれば、なんと新型コロナウイルスに感染したことがないにもかかわらず新型コロナウイルスに反応するT細胞を持っている人が存在したという。

２０１５～18年に、20～60代のボランティア20人から採取された血液に、新型コロナウイルスを加えたところ、40～60％のサンプルから新型コロナウイルスに反応するT細胞が見つかったというのだ。イギリス、オランダ、ドイツ、シンガポールなどでも、同様の報告がなされている。

獲得免疫は、特定の異物を認識して狙い撃ちすると何度も述べてきた。２０１９年の終わりごろに発生した新型コロナウイルスは、人類にとって未知のウイルスだから、それ以前に採取された血液に、新型コロナウイルスを認識できる獲得免疫の細胞は存在しないはずだ。いったいどういうことなのか？

「普通の風邪の10～15％は、風邪のコロナウイルスで引き起こされます。このコロナウイルスには4種類ありますが、これらにくり返しかかるうちに、新型コロナウイルスも認識できる特殊なT細胞が現れると考えられています。『交差免疫』と呼ばれる仕組みです」（宮坂さん）

交差免疫とは、あるウイルスに感染してそれを撃退した免疫が一定期間維持され、そのウイルスによく似たウイルスに感染したときにも同じ免疫が働く仕組みのことだ。交差免疫があれば、新型コロナウイルスに感染しても「このウイルスにはどこかで出会ったな、知っているぞ」とT細胞が反応できるわけだ。

新型コロナウイルス発生前、4種類ある風邪のコロナウイルスの流行状況に地域差があれば、交差免疫の強さにも地域差が現れても不思議ではない。感染しても「無症状」のまま終わる人がいる理由も、交差免疫で説明できるかもしれない。

交差免疫で重要な役割を果たすT細胞。同じ獲得免疫には、もうひとりの主役、B細胞と、Ｂ細胞が放出する「飛び道具」の抗体がある。Ｂ細胞や抗体は、交差免疫に関与しないのだろうか。

「10月に『Ｃｅｌｌ』誌にオーストラリア国立大学の研究チームによる論文『ＣＯＶＩＤ―19はＢ細胞を忘れさせるが、Ｔ細胞は覚えている』が掲載されました。この論文では、新型コロナウイルス未感染で、新型コロナウイルスに反応するＴ細胞を持っている人がいたと報告されています。さらに感染者では、抗体は、症状が軽い人ほど少なく、症状が重い人ほど多い傾向が見られましたが、無症状、軽症、重症のいずれの場合でもほぼ１００％の人が、新型コロナウイルスに反応するＴ細胞を持っていました。新型コロナウイルスとの戦いでは、抗体よりもＴ細胞のほうが重要な役割を果たしている可能性があります。ただし新型コロナウイルスに『反応する』Ｔ細胞が血液サンプルから見つかったといっても、そのＴ細胞が体内でウイルスを殺せるとは限りません。たしかに新型コロナウイルスに反応するＴ細胞を持っている人のほうが、このウイルスを殺せるキラーＴ細胞の数が増えているとする報告もありますが、まだ明確な答えはありません」（同）

ＢＣＧ同様、交差免疫についても、過信は禁物だ。

候補3▼感染リスクを減らす新しい生活習慣

ほかにファクターXの候補として挙げられるのは、日本人の生活習慣だ。日本人はもともとマスク、手洗い、うがいの習慣がある。また欧米の人たちのように、挨拶の際のキス、ハグ、握手をせず、土足で家に入る習慣もない。

こうした衛生的な生活習慣は、感染予防にどんな効果をもたらすのか。

「ウイルスへの曝露量、つまりどれだけウイルスにさらされたかによって症状の重さが変わります。中国でも、イタリアでも、感染拡大地域の医療従事者の重症化率が高かったのは、たくさんのウイルスに曝露したからです。感染者の咳の飛沫を浴びたり、ウイルス濃度の高い空気をつい吸ってしまったりしたからでしょう。曝露量と感染率の関係は、ウイルスを最低でも何個吸えば感染するかを調べる接種実験をすればわかります。風邪のコロナウイルスの場合は、数千個です。新型コロナウイルスの場合に少なくとも何個吸ったら感染するかはわかっていませんが、多いほうが感染しやすく、また重症化もしやすくなる

のは確かでしょう」（宮坂さん）

マスク、手洗い、うがいの習慣は、ウイルスへの曝露量を減らし、感染率を減らし、もし感染したとしても重症化を防ぐ効果があるのだ。

「毎年1月から2月にかけてピークを迎えるはずのインフルエンザ患者が、2020年はむしろ減少しました。何人か開業医の方に話を聞きましたが、みなさんが『こんなことが起こりえるのか』と驚いていたほどです。それもそのはずで2019年から2020年のシーズンの推計患者数の累計は前シーズンの4割減です。その理由のひとつとして考えられているのは、同時期に日本に入ってきた新型コロナウイルスに感染してしまうことを恐れて病院を避ける人が多かったことです。しかし私はそれよりも手を洗う、マスクをする、3密を避ける、送風・換気をするなどの感染予防策が功を奏したと考えています。新型コロナウイルスとインフルエンザの予防法が同一だからです」（同）

3密とは、密閉空間（換気の悪い空間）、密集場所（多くの人が集まっている場所）、密接場面（たがいに手の届く距離で話す場面）のことで、これを避けることが感染予防につながるとされる。

インフルエンザウイルスも新型コロナウイルスも、口や鼻から体内に入って上気道から感染が広がる。感染の仕方が似ていれば、有効な対策が似通うのも当然だ。

「オーストラリア政府は、他人との距離を1・5メートル以上空けて、人と接する機会を減らすと、感染者の数が著しく減少するというシミュレーションを公表しています。1人の感染者がそれまでどおりの頻度や時間で人に会っていると5日後に2・5人、30日後には406人が感染してしまいますが、もし他人と会う機会を50％減らすと5日後には1・25人、30日後には15人まで感染者を減らすことができる。さらに他人と会う機会を75％減らすと、5日後には0・625人、30日後には2・5人に感染者が減ります。実際、日本は緊急事態宣言中、他人との接触機会80％削減が呼びかけられて、実質的に達成されたのは65％程度だったと思いますが、感染拡大は収まりました」（同）

インフルエンザの減少や第一波の収束に果たした役割を考えると、感染予防策がファクターXのひとつであるのは確かなように思える。

致死率は下がっても弱毒化はまだ先

一方、5月中旬ごろにいったん収まったものの、7月に入って再び感染拡大が始まった。しかも感染者数は第一波を超える勢いで進んだ（146〜147ページのグラフ2）。これはいったいなぜなのか？

「第二波で感染者が増えた理由は、検査数の増加、医療側の意識向上、一般の人々の意識向上などが考えられます。その結果、第一波では見逃されていたたくさんの軽症者が感染者に含まれるようになりました。つまり病気が見つけやすくなっているのです。しかし感染者が増えた一方、第二波は第一波よりも致死率が下がっています。

その要因としてはまず医療体制の充実が挙げられるでしょう。どんな薬をどんなタイミングで投与すればよいのか、医療側の知識が向上して、救命率が上がったのです」（宮坂さん）

一般にウイルスは時間が経つと、毒性が弱くなることが知られている。感染させた相手をすぐに殺すと、ウイルスは次の感染者に乗り移ることができず、共倒れになってしまうからだ。結局、感染者をすぐに殺すウイルスは生き残れず、ほどほどの毒性で感染者とつきあうものが勢力を伸ばしていく。

第二波で致死率が下がったのは、日本で流行する新型コロナウイルスが弱毒化したからではないのか？

「80歳以上の高齢者で比べると、日本も海外も死亡率は約25％で、第一波と比べてもほとんど下がっていません。この点を考慮すると、新型コロナウイルスは弱毒化していないのでしょう。致死率が下がったいちばんの要因は、やはり日本人が感染予防策をしっかり実行しているからでしょう。そのおかげでウイルスに曝露する量が減り、感染したとしても、重症化しにくくなっているのです」（同）

感染を完全に防ぐことはできないかもしれないが、たとえ感染しても症状を悪化させないために、マスク着用、3密の回避、屋内の送風・換気を守ることが大事なのだ。

〈2020年2月14日～10月31日統計〉

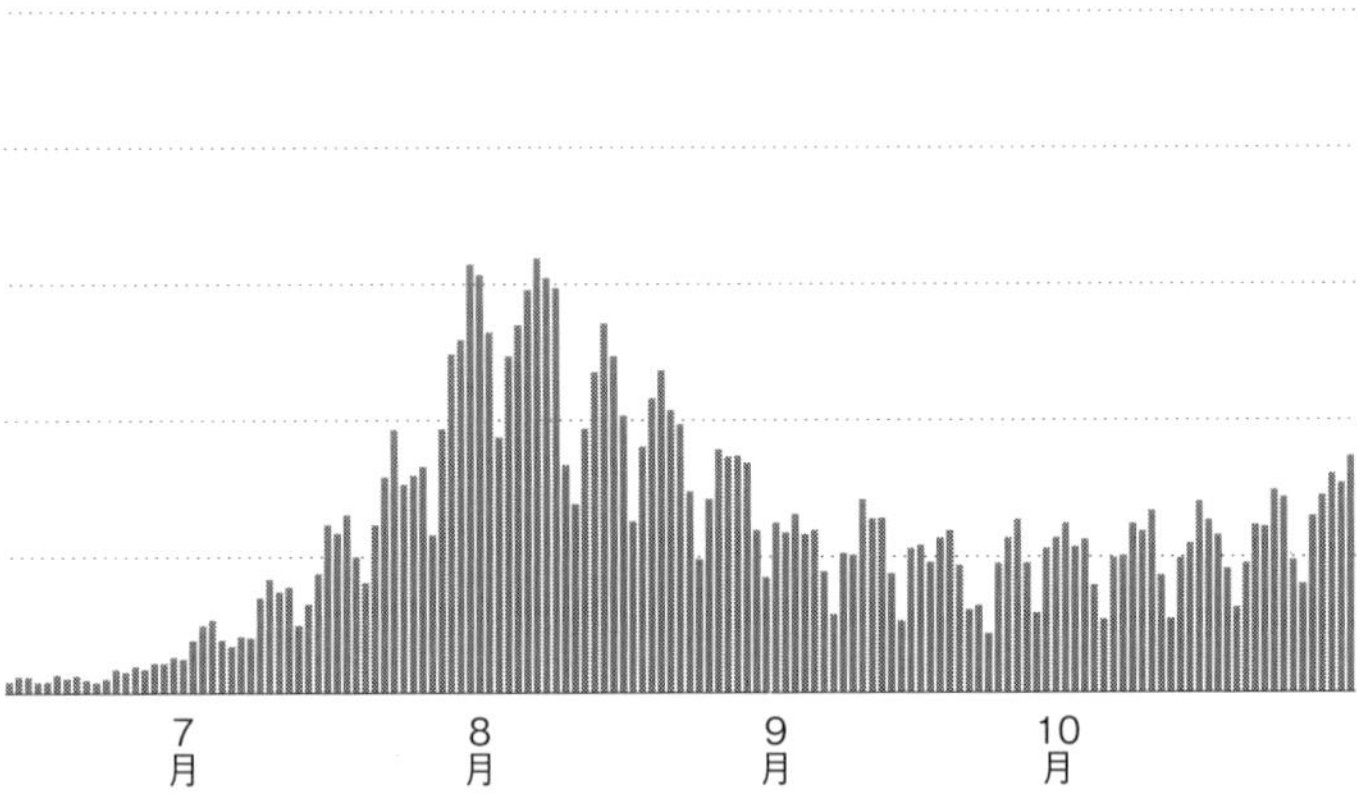

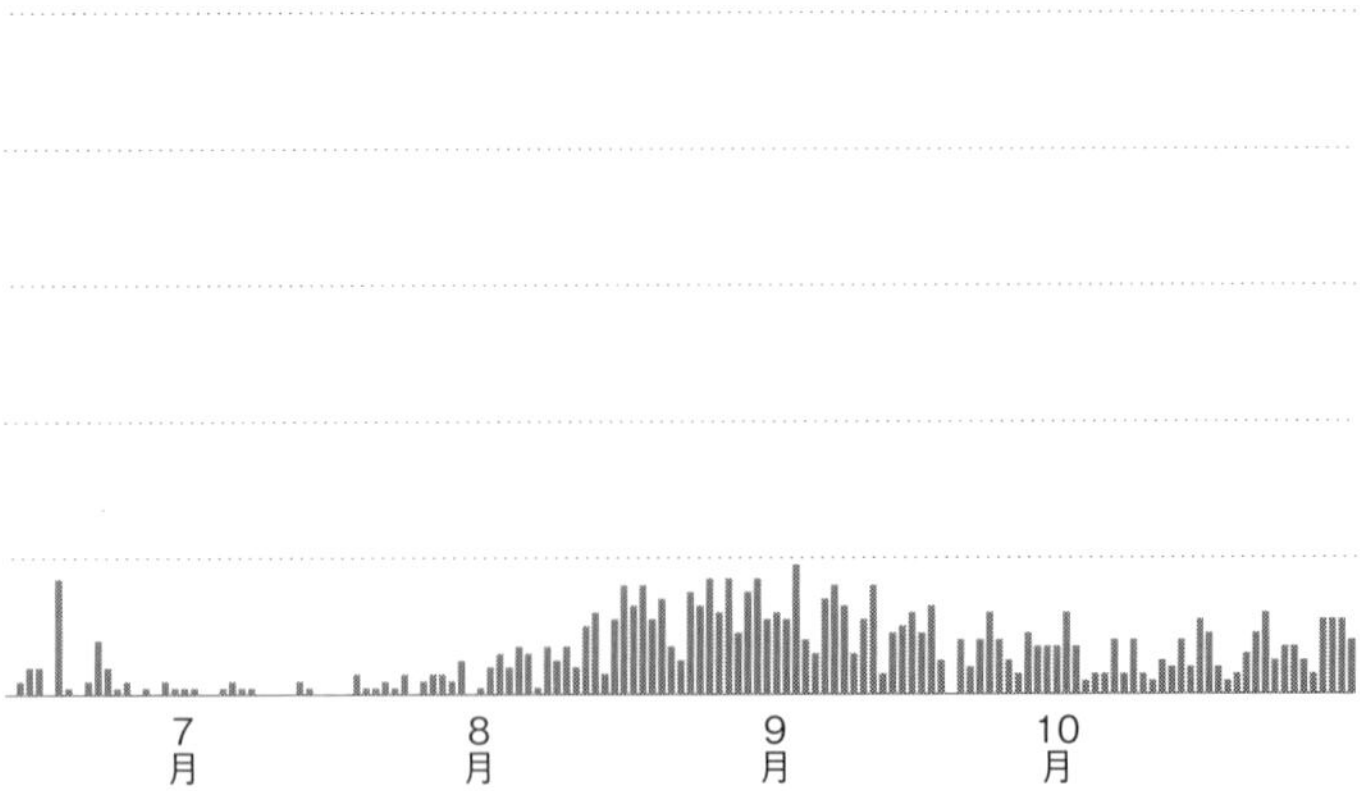

グラフ2　日本の感染者・死亡者数の変化

第一波より第二波で致死率が下がっていることがわかる。

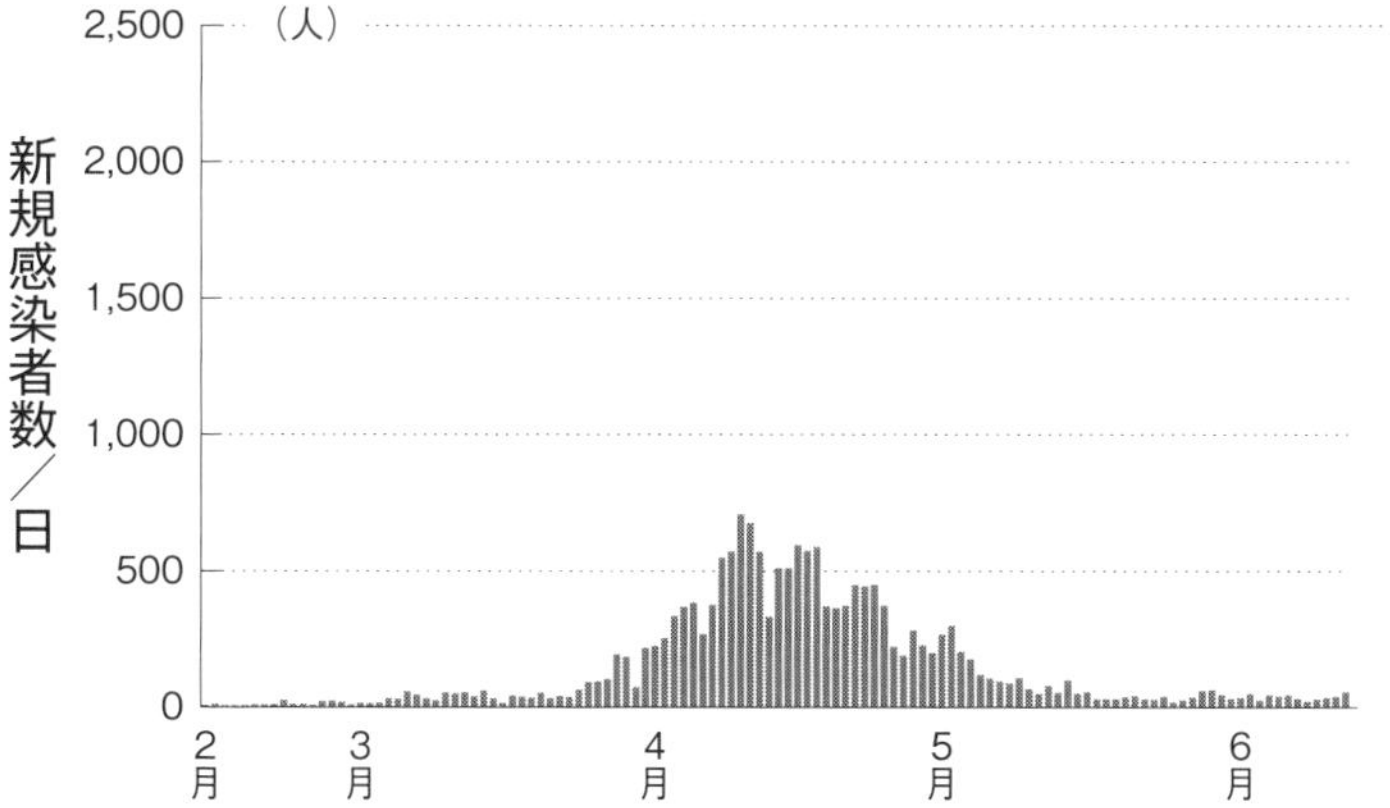

出典　厚生労働省

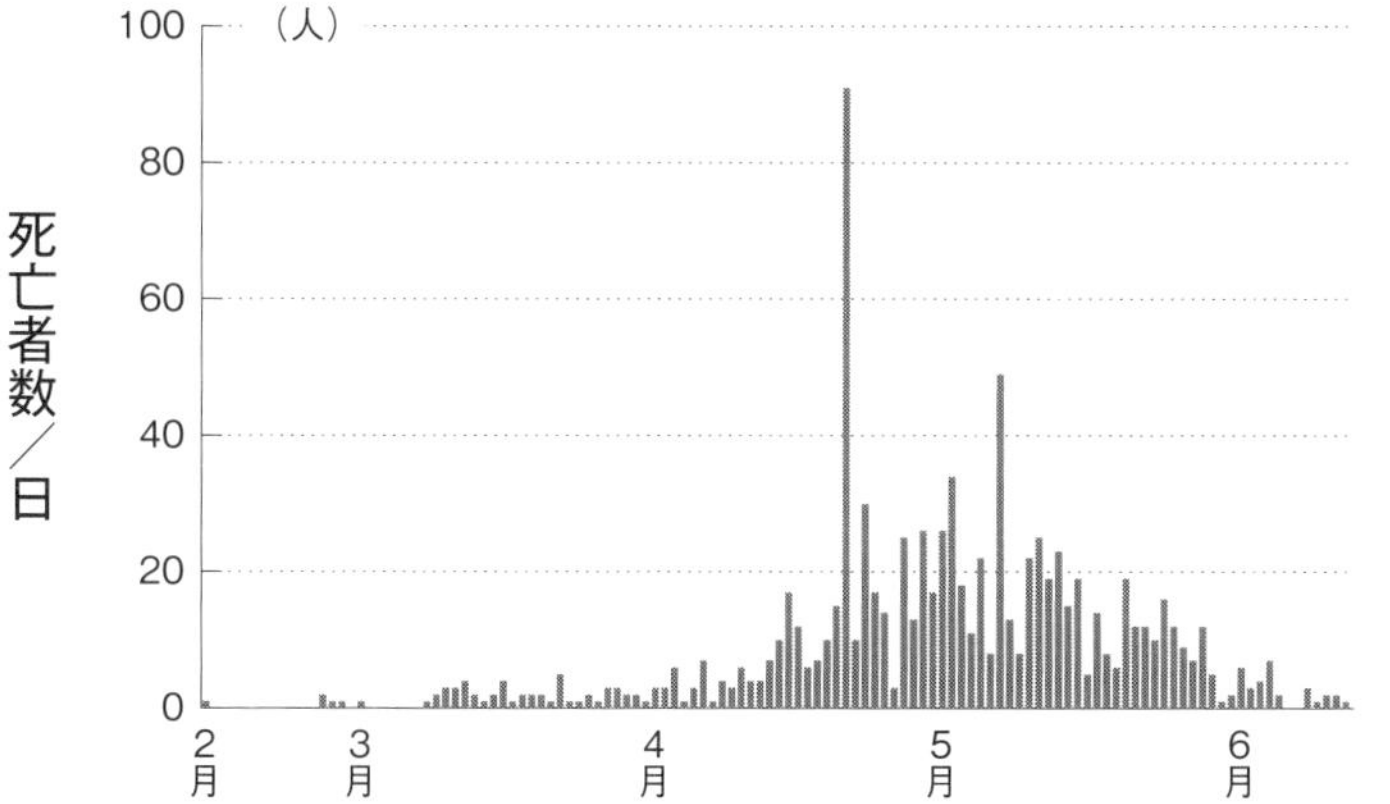

出典　厚生労働省

【検査】感染を見逃さない検査の受け方

有効な感染予防策を打つ上で、ファクターXの追求とともに重要なのが、検査だ。積極的な検査で、感染者をいち早く発見すれば医療機関での治療につなげることができるのはもちろん、感染濃厚スポットを特定して感染予防策を徹底したり次の発生に備えたりできる。

しかし一口に検査と言っても、方法はさまざまだ。ここでおもな検査方法について簡単に説明しておこう。

【PCR検査】

まず、最もよく知られているPCR検査は、ウイルスの遺伝子の有無を判定できるというもの。検査方法は、紙1枚を2枚に、2枚を4枚に、という具合にコピー機でくり返し増やすように遺伝子を増やす（増幅させる）技術だ。PCRとは、ポリメラーゼ連鎖反応

(Polymerase Chain Reaction) の略。ポリメラーゼはコピー機に相当し、遺伝情報を表す文字に当たるDNAを鋳型として、そのコピーを作ってくれる酵素である。

DNAはもともと2本の対で存在しているが、これを温度を上げてばらし、温度を下げてポリメラーゼを含む試薬でコピーを作り、再び温度を上げてばらして温度を下げてコピーを作り、という作業をくり返す。実際にはもっと複雑だが、本質的に必要なのは、温度の上げ下げだ。

新型コロナウイルスの検査に使われているのは、リアルタイムPCR検査と呼ばれるもので、DNAのコピーを作るたびに、その量を測定して、ウイルスの有無を調べる。日本では40回増幅して、ウイルスの遺伝子が検出されたら陽性、すなわち感染したと判断される取り決めだ。コロナウイルスはRNAウイルスなので、まずRNAをDNAに転写してDNAを増幅する。

【抗原検査】

抗原検査という検査方法を耳にしたことのある読者もおられるだろう。抗原とは異物のこと。ＰＣＲ検査が、ウイルスの遺伝子の有無を調べるのに対して、抗原検査では、ウイルスのタンパク質の有無を調べる。

鍵である抗原に対してカチッとはまる鍵穴の役割を果たす抗体をあらかじめ用意して、抗原と抗体が結合した場合に発色するような検査キットを使う。

抗原検査は、何度もＤＮＡを増幅するＰＣＲ検査よりも精度は劣る。ただしＰＣＲ検査は結果が出るまでに数時間かかるのに対し、抗原検査では15分から30分程度で迅速に結果がわかる。

【抗体検査】

抗体検査では逆に、鍵となる抗原を使って、鍵穴の抗体を取り出す。ＰＣＲ検査、抗原検査が「今、感染しているかどうか」を調べるのに向いているのに対して、抗体検査は主に「過去に感染したことがあるか」を調べるのに向いている。というのも、抗体は、感染してもすぐには体内で作られず、数日経って増えてくるからだ。

ＰＣＲ検査、抗原検査、抗体検査それぞれの特徴を１５３ページの表にまとめた。

宮坂さんは、新型コロナウイルスの有無を調べる上で、中心的な検査方法であるＰＣＲ検査には注意すべき点があるという。

「感染初日から数えて約5日目まで、ＰＣＲ検査で陽性になることは少ないのです。体の中でウイルスが十分に増えないと、ＰＣＲでもウイルスの遺伝子を検出できないからです。この期間は感染はしていても、ＰＣＲでは陰性で、しかも感染性がない、つまり人に感染させることもほぼありません。その後、ＰＣＲでは陽性が出て、かつ感染性もある期間が1週間ほど続きます。問題はそのあとで、感染性がないにもかかわらず、ＰＣＲで陽性が出る期間が数日続くのです。ＰＣＲ陽性者には基本的に隔離措置がとられますが、感染性を持っていない人なら隔離される必要はないはずです」

つまり、ＰＣＲ検査は精度が高いために、高確度で陽性者を見つけ出せる一方で、感染性のない人まで拾いあげてしまうのだ。安全策として社会的な意味はあっても、他人にうつさない状態の人の隔離を続けるのは理不尽な話である。

そこで、ＰＣＲ検査よりも精度の低い抗原検査のほうが実用的だ、と宮坂さんは指摘する。

「日本の厚生労働省対策本部クラスター対策班が3月1日に、感染者の8割が他人に新型コロナウイルスをうつしていないという興味深いデータを公表しました。一方で2割の人は、1人で10人程度うつす場合があることも明らかになりました。新型コロナウイルスの場合、感染者の中にスーパースプレッダー（ものすごく他人にうつしやすい人）が存在するのです。どんな人がスーパースプレッダーなのかはっきりしたことはわかりませんが、おそらくウイルスを体にたくさん持っている人であろうことは容易に想像できます。体内のウイルス量が多い人なら、感度の悪い抗原検査でも十分検出できるでしょう。一方、人にうつしにくい人は体内のウイルス量が少ない人だと考えられます。こういう人は抗原検査では引っ掛かりにくい。抗原検査は感度が悪いからこそ、本当に見つけたいスーパースプレッダーを見つけやすい検査法だと言えます。ＰＣＲ検査より費用も安く、結果も迅速に出るので、頻繁に検査することが可能です」（宮坂さん）

ＰＣＲ検査については、民間検査機関などで数千円台の低価格なサービスが登場している。だが、まだ抗原検査よりは高く、結果が出るまでの時間もかかる。さらに安価で、使いやすい抗原検査キットが普及すれば、人が集まる場所や旅行に出かける前に気軽に検査

PCR検査　抗原検査　抗体検査の違い

検査の目的や長所短所を知って上手に利用したい。

	PCR検査	抗原検査	抗体検査
目的・特徴	現在感染しているのか調べる		過去に感染したかを調べる
採取方法	鼻咽頭ぬぐい液か唾液から採取	鼻咽頭ぬぐい液から採取	採血
採取場所	医療機関（少ない）	医療機関（比較的多い）	検査キットで自身で採取可能
検査の所要時間	数時間	15～30分	15分程度
検査の難度	感染予防の徹底が必要		採取時のリスクが低い
精度	精度が高い	PCR検査に精度で劣る	今、感染しているのかの判定には向かない

して、その結果次第で、行動を決められるようになるだろう。

【治療薬】トランプ氏に投与された薬も承認へ

新型コロナウイルス感染による重症化や死を避けるための切り札として期待されているのは、言うまでもなく、治療薬とワクチンである。今、世界中で活発な治療薬、ワクチンの開発が続いている。

細胞に侵入した新型コロナウイルスは、RNAポリメラーゼと呼ばれる物質（酵素）を使って自らの遺伝物質のコピーを作る。このRNAポリメラーゼに作用してウイルスのコピーを作らせない働きをするのが、日本で5月初めに新型コロナウイルスの治療薬として承認されたアメリカの製薬会社ギリアド・サイエンシズが開発した「レムデシビル」だ。

もともとエボラ出血熱を治療するために開発され、コンゴ民主共和国で2019年8月まで臨床研究で使用された薬だ。臨床試験の結果、ほかの治療薬のほうが効果が高かったため、エボラ出血熱用としては使用されなくなったものの、ウイルス感染症一般を治療する効果を持つことが知られていた。

一方、第2章で紹介したように、新型コロナウイルスに感染して重症化すると、免疫が暴走する。その暴走を鎮静化させる作用をするのが、関節リウマチや皮膚炎、喘息などに使われているステロイド薬の「デキサメタゾン」だ。日本では、これもレムデシビルに続いて7月に承認された。

10月2日に感染を公表して世界に衝撃を与えた第45代米大統領のトランプ氏は、入院してわずか3日で退院したことでも人々を驚かせた。トランプ氏にはレムデシビル、デキサメタゾンなどさまざまな治療薬が投与されたことが、医師団により明らかにされている。その中でも注目を集めたのが未承認のモノクローナル抗体だ（94ページ参照）。

モノクローナル抗体は、新型コロナウイルスを狙い撃ちできる抗体を作るB細胞を回復者から提供してもらい、そのB細胞の遺伝子を使って、大量に作り出された抗体のこと。トランプ氏に投与されたのは、米製薬企業リジェネロン・ファーマシューティカルズが開発したもので、2種類のモノクローナル抗体を混ぜたカクテルである。

宮坂さんもモノクローナル抗体療法に期待する。

「新型コロナウイルスを狙い撃ちできる能力の高い抗体だけを使うので、非常に強力です。トランプ氏が使ったのは、リジェネロンのモノクローナル抗体ですが、ほかに、米イーライリリー（93ページ参照）、ファイザー、英アストラゼネカなどが開発しています（11月21日、アメリカ食品医薬品局は、イーライリリーに続き、リジェネロンの抗体医薬に緊急使用許可を出した）。今のところ深刻な副作用があるとは見なされていません。この抗体を打つと1ヵ月程度は体内にとどまります。したがって医療従事者や、感染流行地にどうしても行かなければならない人が予防的に打つこともできる。ただし現時点では、費用が非常に高いという点が問題です。1回の投与に数千万円かかります。気軽に受けられるほど費用が安くなるにはまだ時間を要するでしょう」

【ワクチン】新しいタイプのワクチンの基礎知識

ワクチン開発も進んでいる。

よく知られているのは、生ワクチンと不活化ワクチンだ。生ワクチンは、何度も培養細胞に感染させるなどして毒性を弱めたウイルスだ。

東京大学医科学研究所教授の河岡義裕さんらが、新型コロナに対する生ワクチンの開発に取り組んでいる。

一方、不活化ワクチンは、ウイルスを体内で感染できない状態に変えた（不活化した）もので、免疫を活性化させるアジュバントと呼ばれる薬剤を加えて投与する。新型コロナウイルスのための不活化ワクチンを開発している代表的な製薬企業に、中国のシノファーマ、シノバック・バイオテックなどがある。両社のワクチンは、中国政府の緊急使用の承認を受け、7月以降、医療従事者らへ投与されている。

新しいタイプのワクチンも開発されている。

ロシアの国立ガマレヤ疫学・微生物学研究所は、コロナウイルスの遺伝情報を別のウイルスに組みこみ、ワクチンとして使うウイルスベクターワクチンを開発し、ロシアは世界に先駆けて8月にこのワクチン「スプートニクV」を承認した。

ただし通常、第1相から第3相まで行われる臨床試験を完全に終了しないまま承認してしまったために安全性に不安の声が上がったが、12月5日には、モスクワで、同ワクチンの大規模接種をスタートさせている。

イギリスのアストラゼネカ、オックスフォード大学の共同チームも、このタイプのワクチンを開発する。第1相、第2相と順調に進んでいたが、第3相で、接種者の中にワクチンの副反応が疑われる例が発生し、一時中断したが、その後は再開されている。

ワクチンを使うのは健康な人である。副反応が出てしまっては元も子もない。したがって細心の注意を払って臨床試験を進めるのが普通だ。数万人規模に接種する第3相試験が途中で止まるのはこれまでのワクチン開発でもしばしば見られたことであり、アストラゼネカの一時的中断はむしろ健全に臨床試験が進められていることを示していると言える。2回の接種のうち、1回目の投与量を少なくすると接種効果が高まることが第3相試験の途中で明らかになり、12月現在、追加の臨床試験が継続中だ。

なおアストラゼネカのほか、米ファイザー、仏サノフィなど製薬企業9社は、ワクチン開発で安全を最優先するとする共同声明を9月8日に発表し、不十分な臨床試験のままで接種を急ぐ政治的な動きを牽制した。

ウイルスベクターワクチン以外の新しいタイプのワクチンには、DNAワクチン、RN

Aワクチンがある。いずれもヒトの細胞内でウイルスの断片を作らせることを狙ったものだ。ウイルスの断片を、免疫細胞の部隊に提示して、異物として認識してもらい、キラーT細胞による攻撃、そしてB細胞による抗体作りを促すためだ。

米モデルナや、米ファイザー、独ビオンテックは、RNAの一種であるメッセンジャーRNAを使ったワクチンを開発している。いずれも第3相試験で90％以上の有効性を確認したと報告し、期待を超える効果は世界中を驚かせた。

イギリス政府は12月2日、アメリカ政府は12月11日、ファイザーらのワクチンを承認し、医療従事者、介護施設の入居者や職員、高齢者などに優先的に接種を開始した。モデルナのワクチンも、続いてアメリカで承認されている。

感染拡大を未然に防ぎ、経済を回復させる切り札としてワクチンへの期待は高く、世界各地で急ピッチで開発、臨床試験が進み、緊急使用も始まっているが、宮坂さんはワクチン開発に年単位の時間がかかると言う。

「モノクローナル抗体のような重症化を食い止める治療薬の試験は、短期間で結果がわかります。感染して、軽症ですむにせよ、重症化するにせよ、約1ヵ月の経過を見ればよいからです。一方、ワクチンはそういうわけにはいきません。数万規模の人に投与して、発生率がどれくらい下がったかを見るには1年も2年もかかるのが普通です。モデルナやファイザーが開発したワクチンの有効性の高さに驚きましたが、安全性には疑問がありま す。時間がかかっても、安全で効果の高いワクチンを開発すべきです」

ワクチンはもちろん、重症化を防ぐ治療薬が登場するには、なお時間がかかる。それならば私たちに今、できることは何なのか。次章では、免疫の観点から、日常的に取り組める方法を紹介する。

Column

なぜ、日本は免疫学でノーベル賞を受賞する学者が多いの?

日本は、世界的に著名な免疫学者を数多く輩出している。

獲得免疫が異物を狙い撃ちできる仕組みを解明した利根川進さんは、1987年に日本人として初めてノーベル生理学・医学賞を受賞した。

利根川さんが発見した「遺伝子再構成」によれば、骨髄で作られるB細胞が膨大な種類の抗体を生み出せるのは、遺伝子が複数の「部品」に分けられ、それがランダムに組み合わされて再構成されることで多彩なタンパク質を作るようになるから。B細胞がどんな外敵にも対応できるのは、この仕組みがあるからと言える。

B細胞やT細胞の各免疫の部隊の種類は、それぞれ1000億を超えると見積もられ、あらゆるタイプの異物に対応できると考えられている。にもかかわらず、獲得免疫の攻撃をかいくぐり、時に人の命を奪う異物として恐れられているのが、がんだ。

がんはなぜ、獲得免疫の攻撃をかわせるのか。その仕組みを明らかにしたのが、2

018年にノーベル生理学・医学賞を受賞した本庶佑さんだ。

本庶さんが発見したＰＤ―１と呼ばれる分子は、いわばＴ細胞の「ブレーキ役」。病原体の攻撃を終えたＴ細胞にストップ信号を出す役割がある。もしブレーキがかからず、いつまでもＴ細胞が攻撃モードのままなら、自分自身の細胞を傷つけてしまうことになる。それを避けるための仕組みが「免疫チェックポイント」である。

がんは、巧妙にも、ＰＤ―Ｌ１なる分子を放出して、このブレーキを踏み、Ｔ細胞の攻撃をストップさせる。そのためＴ細胞はがんを異物として認識し、排除する能力を持っているのに、身動きがとれなくなる。したがってがんが増殖し、人体を蝕んでいく。

もしあらかじめブレーキを踏めないようにＰＤ―１の働きを止めておけば、Ｔ細胞はその働きを無効化されず、十分にがんを攻撃できるはずだ。この発想に基づいて開発されたのが免疫チェックポイント阻害剤で、いくつか製品化され、すでに医療現場で使用されている。

ほかにも、アレルギーにかかわりの深い抗体「ＩｇＥ」を発見したことで知られる石坂公成《きみしげ》さん（米ラホイヤ・アレルギー免疫研究所名誉所長。２０１８年没）や、炎症を引き起こす方向に作用する一方、逆に炎症を抑える方向にも作用する警報物質の

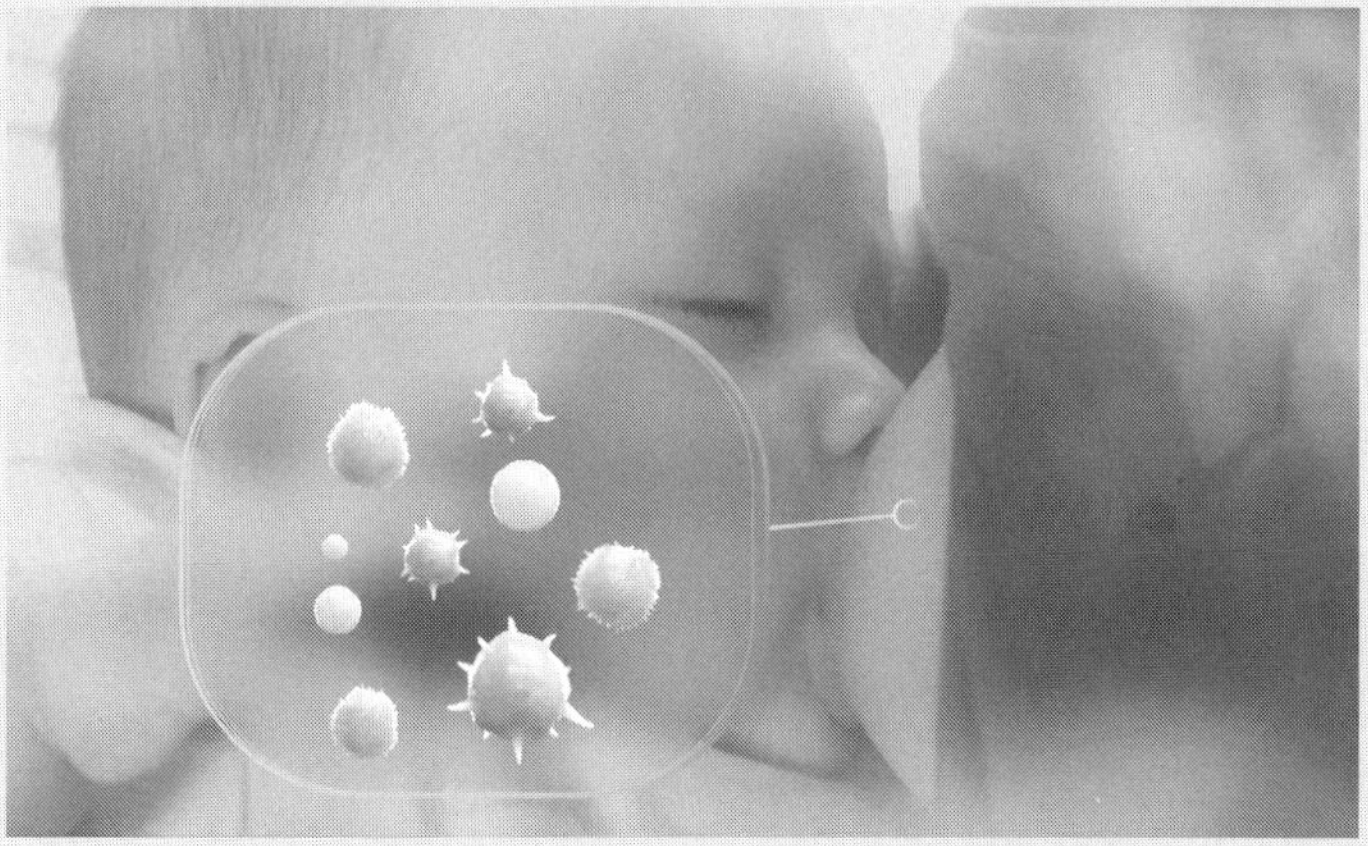

出産から数日の母乳には母親の免疫細胞や抗体が大量に含まれる。
赤ちゃんの不十分な免疫を補うためだ。免疫学の進展で、
人体を守る免疫の仕組みが明らかにされつつある（181ページ）。

一種インターロイキン6を発見したことで知られる岸本忠三《ただみつ》さん（元大阪大学総長）、126ページで触れたTレグこと制御性T細胞を発見した坂口志文さん（大阪大学特任教授）の業績も国際的に高く評価されている。

日本の免疫学の源流は、1890年前後に、破傷風研究から抗毒素の発見、血清療法（抗体療法）の開発など画期的成果を次々上げた北里柴三郎にある。上記に紹介した研究者は、いずれも北里の弟子筋に当たるからだ。

第6章

免疫力を高める

●なぜ「これ」がいいのか、科学で証明

新型コロナウイルスに感染しない、あるいは感染しても軽症ですます方法はあるだろうか。多くの人が思いつくのは、このウイルスに特化したワクチンに頼ることだ。

だが、急ピッチで開発が続くものの、安全で効果の高いワクチンが完成するまでにはまだ時間がかかると見られる。仮にワクチン自体はできても、世界中の人に行きわたるにはさらに時間がかかる。

その間も、私たちは新型コロナウイルスとつきあっていかなければならない。新興のウイルスのパンデミックは何度も波が来ることが知られている。本書執筆中は第三波の真っ只中だが、第三波が終わっても、第四波、第五波が襲来する可能性がある。

第5章で免疫学者の宮坂昌之さんが強調していたように、マスク着用、3密回避、送風・換気などの感染予防策を守ることは必要だが、さらに踏みこんで、個人でできることはあるだろうか。

人体は自然免疫と獲得免疫の二段構えで、ウイルスや細菌などの病原体からホコリやゴミまで、さまざまな異物に対処する。そこで、人体の免疫の仕組みをもう一度振り返りつつ、感染症に負けない体作りの方法について考えてみよう。

予防接種で自然免疫は鍛えられる

ウイルスが私たちの体に侵入したとき、最初に働くのが自然免疫。

自然免疫は2層構造で、第1層では皮膚や粘膜が病原体の侵入を物理的なバリアーとして防ぐとともに、そこに存在する殺菌物質が化学的バリアーとして働き、ウイルスを殺す。

自然免疫の第1層の物理的・化学的バリアーを突破して体内に侵入したウイルスに対処するのが、大食らいの食細胞たちだ。

彼らがウイルスの侵入場所に駆けつけ、食べたり、その増殖を抑えこむような警報物質を出したりして、病原体の増殖を防ぐのだ。これが自然免疫の第2層、細胞性バリアーである。病原体が体に侵入するやいなや反応するのが自然免疫の特徴で、私たちが生まれたときから持っている仕組みだ。

自然免疫がしっかりしていれば、第2層までのバリアーで病原体を撃退することも可能だ。しかし、第2層を突破されることもある。このとき働いてくれるのが、二段目の細胞性バリアーである獲得免疫の細胞たちだ。

伝令役を担う食細胞から病原体の情報を受けとった司令官ヘルパーT細胞がB細胞に指令を出して、抗体を作らせる一方、キラーT細胞に対しては感染細胞への攻撃指令を下す。

抗体がウイルスそのものを狙い撃ちする飛び道具であるのに対して、キラーT細胞はすでに感染してしまった細胞に毒物質を注入して排除する。獲得免疫は細胞の外にいるウイルスにも、細胞の中に侵入ずみのウイルスにも対応できるのだ。

獲得免疫は、自然免疫のあとに動き出すため、反応は遅い。侵入してきたウイルスに対応する抗体を作れるB細胞は、1個が2個、2個が4個、4個が8個という具合に自分自身のコピーを作って増殖し、細胞内で抗体を作って放出する。

細胞が1回増殖するのに20時間程度、2回増殖するには40時間程度かかる。そのため、初めて出会った抗原（ウイルスがバラバラになった断片）に対する抗体が十分作られるまでは数日は必要だ。

ただし、1回目の感染ではB細胞が増えるまでの時間がかかるが、もし再び感染した場合には、ある程度、B細胞が増えた状態で生きており、すぐに抗体を作れる。1回目の感染後、しばらくは同じウイルスに感染しにくかったり、感染しても症状が軽いのはそのためだ。

抗体が作られる大前提について宮坂さんは、こう強調する。

「ウイルスに感染したり、ワクチンを接種したりするとすぐに抗体ができると思われる方が多いのですが、違います。必ず自然免疫が働いたあとに、獲得免疫が働きます。自然免疫がうまく働かなければ、獲得免疫もうまく働きません。ほとんどすべてのワクチンには、アジュバントと呼ばれる自然免疫を刺激する物質が入っているのはそのためです。したがってまず、自然免疫を良好な状態に保っておくことがとても大事です」

それでは、どうすれば自然免疫を良好な状態に引き上げたり、維持したりできるのだろうか。

「自然免疫は鍛えることができます。たとえばインドの人たちはガンジス川の水を飲んでも平気ですが、私たち日本人が同じことをしたらすぐにお腹を壊します。それは彼らがガンジス川に潜む病原体にさらされているうちに自然免疫の食細胞たちが訓練されて、強くなったり、その数が増えたりしているからだと考えられています」（同）

清潔な場所で暮らすと、かえって自然免疫は弱くなるわけだ。そうだとすると、ウイルスに感染するのが嫌だからと、家に閉じこもってばかりいるとよくないのだろうか。

「清潔すぎるのはよくありません。マスクをして対人距離を保つようにしていれば自信を持って外に出ていいと思います。屋内でも送風・換気がしっかりしていれば大丈夫です」（同）

とはいえ、今から日本人が、いきなりガンジス川のような環境で暮らすのは現実的ではない。

「私がお薦めしたいのは、ワクチンの予防接種です。特に高齢者はインフルエンザ、肺炎球菌など打てる機会のあるものはすべて打ってもよいでしょう。インフルエンザワクチンは、インフルエンザウイルスを狙い撃ちする抗体を作ることを目的に受けるものです。新型コロナウイルスのワクチンはまだありませんが、自然免疫を鍛えるのにほかのワクチンも役立つのです。日本に限らず、各国で大人より子どものほうが新型コロナに対する感染率も重症化率も低いことが知られています。その背景に、子どもが普段から遊びを通じていろんな病原体に触れていることに加えて、さまざまなワクチンを接種していることがあると思われます。日本の子どもは小学校6年生までに、だいたい10種程度のワクチンを接種します。ポリオワクチンを接種すればポリオウイルスに対する抗体が作られますし、インフルエンザワクチンを接種すればインフルエンザウイルスに対する抗体が作られますが、同時に自然免疫も鍛えられる。子どもは多数のワクチン接種で絶えず自然免疫を鍛えられているので、未知のウイルスである新型コロナウイルスに対しても抵抗できるのでしょう」（同）

日本では、冬にインフルエンザと新型コロナウイルスが二重に流行するのではないかという懸念の声が上がっている。もっぱらそのダブルパンチを避けるために呼びかけられているインフルエンザワクチン接種は、新型コロナウイルスに対しても効果があると言えそうだ。

体温を上げてリンパ液や血液の流れをよくする

次に、獲得免疫の働きを高める（ワクチン接種以外の）方法について考えてみよう。

獲得免疫の主役のひとつ、飛び道具の抗体を作るB細胞は、ひとつのB細胞につきひとつのタイプの抗体しか作れない。そのB細胞が体内にはなんと1000億種類もあるので、1000億タイプの抗体を作ることができる。だからどんな抗原が来ても、それぞれに対応する抗体を作れるわけだ。一方、同じ種類のB細胞は、全身で100個程度しかないと考えられている。

「獲得免疫は、ある意味、無駄の多いシステムです。やってくるかどうかもわからない抗原に対応するために、わざわざ1000億種類ものB細胞を用意して待っているわけですから。たとえ1000億種類あっても、ぴったり対応する抗原をキャッチできなければ役に立ちません。しかも同じ種類のB細胞が100個程度しかないとすると、その抗原に結合できる確率は低そうです。B細胞やT細胞などの獲得免疫の細胞の居場所はリンパ節と

呼ばれる器官ですが、抗原はどこから来るかわからない。そんなものにどうやって出会えるのか」(宮坂さん)

リンパ節は、リンパ管の途中に位置する免疫細胞の集合場所で、伝令役の食細胞はリンパ管を通って、リンパ節へ移動し、「こんなウイルスが来ましたよ」「こんな細菌が来ましたよ」と抗原を司令官のヘルパーT細胞に見せて攻撃準備を促す。ヘルパーT細胞は、B細胞に指令を与えて抗体を作らせるが、ちょうどうまい具合にそのリンパ節に、その抗原に対応できるB細胞がいるかどうかは賭けなのだ。

「リンパ節は、いわば『免疫の砦』。心臓からスタートして心臓へ帰ってくる血管が上水道だとすると、リンパ管は、全身を巡って組織から染み出た老廃物を含む液体(リンパ液)を回収する下水道です。しかしB細胞などの免疫細胞にとってリンパ管は、免疫細胞たちを砦から砦へ運ぶ輸送路でもあります。血液で全身の組織に栄養分などを運び、組織の活動で排出された老廃物をリンパ管で回収するとともに免疫細胞たちを運んで、抗原との出会いの確率を上げるわけです。血管とリンパ管の両方が働いて初めて自然免疫と獲得免疫の全体が機能ということです。その働きを高めるために有効なのが、運動と入浴です。どちらも体温を上げる効果がありますが、体温が上がると、血流量もリンパ液の流れる量もともに増えます。結果的にB細胞が抗原をキャッチする確率が上がるのです」（同）

逆に言えば、血流とリンパの流れが滞っていると、B細胞はなかなか抗原に出会えず、ヘルパーT細胞からの指令も受けることができず、さらにたとえうまく抗原と出会って、ヘルパーT細胞の指令を受けることに成功して抗体を作ることができるようになっても、その抗体を全身に運べないことになる。

風邪で熱が上がるのも、血流やリンパ液の流れをよくする意味がある。新型コロナウイルスの場合には、ウイルスが警報物質のインターフェロンを作らせず、「見せかけの無症状」を作り出しているうちに、手もつけられないほど増えてしまうケースを第1章で紹介した。こうした事態を避けるのに、運動や入浴による体温のアップが役に立つだろう。

骨や筋肉から出る若返り物質で免疫低下を止める

それでは逆に免疫の働きを弱くする要因はあるのか。あらかじめ知っていれば、マイナ

グラフ3　加齢で低下する免疫の働き

低下はしても免疫をあげる方法があるとわかってきた。

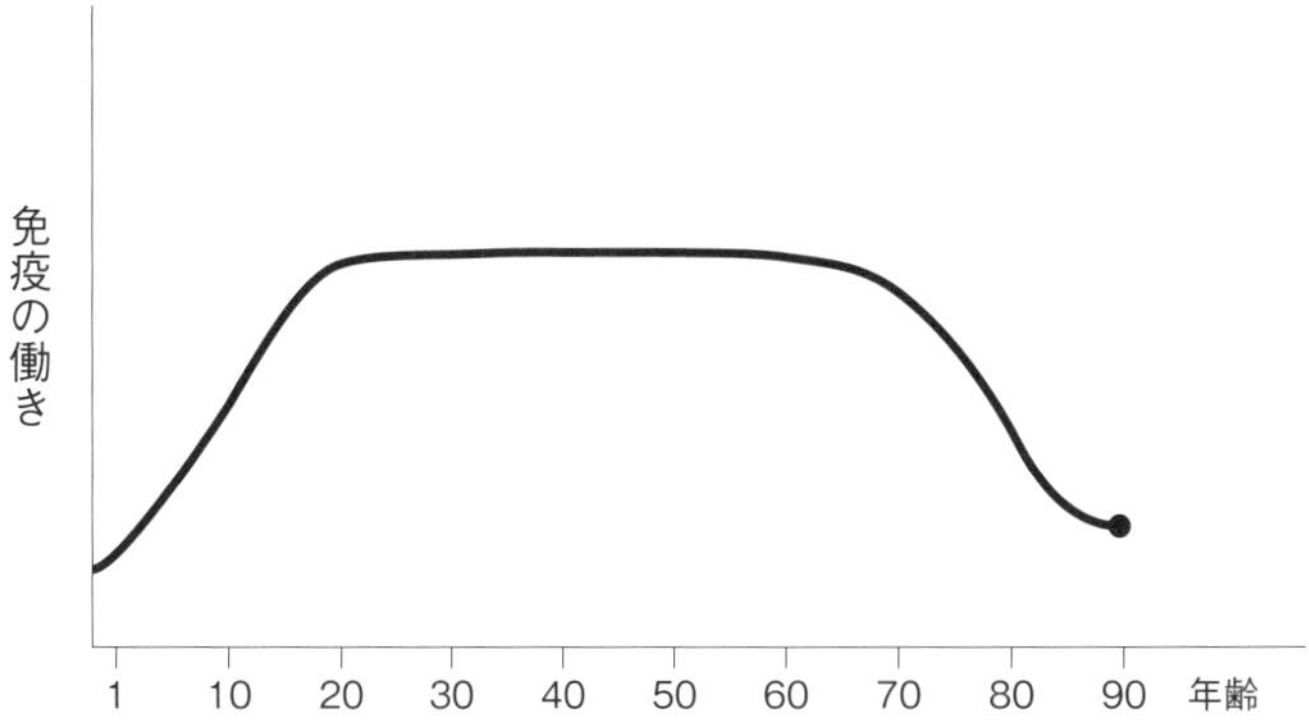

出典　Simon AKet at.,Proc.R.Soc. B,2015.

ス要因を避けることができそうだ。

「ひとつは、加齢です。免疫細胞はほとんどすべて骨髄で作られます。しかし、骨髄が免疫細胞を作る能力は50歳を過ぎると、20歳ごろに比べて半減すると言われています」（宮坂さん）

なんと年をとることで免疫の働きは弱くなるという（上のグラフ3）。さすがに加齢からは逃れようもなさそうだが……。

「加齢は防げません。しかし近年、骨や筋肉から若返り効果のある物質が出ていることがわかってきています。筋肉から放出されて、免疫細胞を刺激する物質のひとつが、インターロイキン6（IL―6）です」（同）

実は以前放送した「シリーズ人体　神秘の巨大ネットワーク第2集　驚きのパワー！〝脂肪と筋肉〟が命を守る」（2017年11月5日放送）の中で、インターロイキン6を取り上げたことがある。

この番組では、脂肪や筋肉は一種の臓器であり、さまざまな「メッセージ物質」を出し、全身をコントロールしていることについて紹介した。インターロイキン6もそんなメッセージ物質のひとつだ。

筋肉が放出するインターロイキン6は、いったいどんなメッセージを伝えようとしているのか？

そのひとつとして考えられているのが、メタボリックシンドロームなどの肥満に伴って起こる体内の炎症を抑えるという役割だ。

メタボリックシンドローム、通称メタボとは、「内臓肥満に高血圧・高血糖・脂質代謝異常が組み合わさることにより、心臓病や脳卒中などになりやすい病態」（厚生労働省eヘルスネットより）のことだ。40〜74歳の男性2人に1人、女性5人に1人がメタボかその予備軍とされる（厚生労働省「平成17年　国民健康・栄養調査の概要」）。

メタボの人の体の中では、「慢性炎症」が起こっていると考えられている。炎症は本来、食細胞やT細胞などの免疫細胞が病原体を排除するためになくてはならない現象だ。通常は、病原体を排除し終わったら、速やかに炎症も終わり、修復のプロセスが始まる。ところが、この炎症がだらだらと続いて、体の中にさまざまな不具合をもたらすのが慢性炎症である。

メタボの人の脂肪細胞は、脂の粒をたっぷり貯めこんでパンパンに膨らんでいる。それにより脂肪細胞に異常が発生し、周囲にある脂の粒を「敵」と勘違いして、警報物質を放出する。この警報物質を受けとった食細胞が、さらに別の警報物質を出して、「敵がいるぞ！」と伝える。

そして食細胞は脂の粒をどんどん食べるものの、食べても食べてもなくならないほど脂の粒があるためについに息絶える。このとき食細胞の中の有毒物質を放出して、周囲の組織を傷つけてしまう。

そうして炎症が広がり、心筋梗塞、糖尿病、脳梗塞、腎臓病などを引き起こす原因になっていると考えられている。

そこで炎症を抑える働きを持っているのが、筋肉から放出されるインターロイキン6だ。インターロイキン6が「敵がいるぞ！」という警報物質を抑制し、炎症を抑えると考えられているのだ。

この物質は、骨格筋が収縮したとき、つまり運動したときに筋肉から放出される。免疫の機能が落ちても、運動をすればもとに戻ることが期待できるひとつの要因は、筋肉からのインターロイキン6にあるのだ。

運動をすると、筋肉だけでなく、骨からもさまざまなメッセージ物質が放出される。その中で、脳、膵臓のランゲルハンス島、精巣などに働いて、それぞれ認知症の改善、血糖値の低下、筋力の増強などをもたらすとされるのが、オステオカルシンだ。

「体を動かすと健康にいいことは以前から知られていましたが、なぜいいのかはこれまで必ずしも明らかにはされていませんでした。しかし今では分子レベルでその謎が解き明かされつつあります」（同）

ただし激しすぎる運動は、かえって免疫細胞にダメージを与えることもあるので注意が必要と言える。番組でも山中さんがスタジオで、「僕もフルマラソンを走ったあとにお腹を壊したこともあります」と発言していたように、やりすぎは禁物。激しい運動後、筋肉が傷つき炎症が起こるからだ。ウォーキングのような有酸素運動を定期的に行うのがお勧めだ。

ストレスが免疫の働きを抑える

学校や職場でストレスを感じたり、疲れがたまったりしたあと、風邪をひいた、あるいは皮膚に不調を来したという経験をされた方は多いのではないだろうか。

「過度なストレスも、免疫の働きを弱めます。たとえば口内炎の原因のひとつであるヘルペスウイルスは体内に潜伏していますが、普段はキラーT細胞やNK細胞が殺してくれているので悪さをすることはありません。ところが、ストレスや疲れで体調不良に陥ると、キラーT細胞やNK細胞が減ってヘルペスウイルスを殺せなくなる。それで口内炎を引き起こすわけです」（宮坂さん）

腎臓のそばの副腎の周囲にある副腎皮質は、コルチゾールと呼ばれるメッセージ物質を放出する。コルチゾールは、心身がストレスを受けたときに過剰に分泌され、T細胞やNK細胞に働きかけ、T細胞がキラーT細胞へ姿を変えにくくしたり、NK細胞の働きを抑える。こうしてキラーT細胞やNK細胞が働けず、感染症にかかりやすい状態になってしまうのだ。

ストレス解消には、適度な運動、十分な睡眠が効果的だ。

「体内時計を狂わせないようにすることにも気をつけていただきたいですね。免疫の働きは朝から昼にかけて高まり、夜になると落ちるというリズムがあります。消化器系も、神経系もみな体内時計に従っています」（同）

体のすべての細胞が時計遺伝子を持ち、それが作るタンパク質が24時間を刻み、ほかの細胞とリズムを合わせている。このリズムが狂うと、当然、免疫の働きも狂ってしまうのだ。

「体内時計を駆動させる最もよい刺激は日光です。ですから朝起きて日光を浴び、食事をとり、夜は決まった時間に寝る。ラジオ体操、ウォーキングなどの適度な運動も、体内時

計を働かせるのに効果的です」（同）

ここまでに取り上げた日常生活上のヒントは、昔から健康によいと言われていた。ところが、これらが免疫学的にも理にかなった方法であることがわかったのは、ごく最近のことだ。

免疫はウイルスと戦う要。一見、当たり前で、目新しくもない生活習慣が、新型コロナウイルスや、今後出現するかもしれない未知のウイルスと戦うときの強力な武器になるのだ。

あなた自身の体の神秘――100歳超の生還者

生まれてから命を終えるときまで、私たちの健康を守り続ける、免疫細胞たちのネットワーク。それはいまだ、多くの神秘に満ちている。

赤ちゃんは生まれた瞬間から、さまざまなウイルスや細菌にさらされる。その体の免疫細胞には、まだ十分な力が備わっていない。無防備な命を守るのは、母乳だ。出産後、数日のあいだに出る母乳の中には、母親の体の免疫細胞や抗体が大量に含まれていて赤ちゃんにそれが受け渡される。

そして、数ヵ月も経つと、ようやく赤ちゃん自身の免疫ネットワークが、働き始める。その後も、さまざまなウイルスや細菌などと出会うことで、私たちの免疫細胞は力を高めていく。

免疫の力が最も活発なのは20代。そこから横ばいになり、70代になると、急速に免疫は低下していくと考えられてきた。

ところが、今回の新型コロナウイルスとの戦いでは、世界の人々に希望を与える不思議なことが、いくつも起きている。

イギリス・サウスヨークシャー州では、第二次世界大戦の元兵士で、3年間捕虜生活も送ったことのある99歳のアルバート・チャンバースさんの退院がニュースになった。チャンバースさんは転倒して病院に運ばれたあと、新型コロナウイルス感染症の症状が出たが、酸素吸入などの処置を受けて回復した。

退院時には病院のスタッフから「看護師たちに何か言いたいことは？」と聞かれて「何もありませんよ。ありがとう。私にしてくれたすべてのことに感謝します」と答えている。チャンバースさんは7月に100歳を迎えた（口絵19）。

ほかにも世界各地で、100歳を超える高齢者の驚異的な回復のニュースが、相次いで報じられている。

最新の研究から、こうした長寿者の体の中では、免疫細胞を衰えさせない、特別な現象が起きている可能性が見えている。

まさに神秘とも言える、人の体の精巧な仕組み。

それを支えているのは、40億年という時の中で磨き上げられた、命を守る細胞たちの、懸命な営みだ。感染症の危機を乗り越える手がかりは、あなた自身の体の中に、秘められているかもしれない。

「免疫の力を信じる」

今回の番組で、元ラグビー日本代表の福岡堅樹さんがスタジオ収録の最終盤で発言した次のコメントが、ディレクターたちの印象に残った。

「世界中の医療従事者、研究者が、これだけ尽力して、これだけのことがわかってきて、僕たちも少なからず理解することができたので、少しでも前向きな気持ちになりましたし、自分自身もこれからそういう道を目指したいと思っているので、そうしたところに貢献できるようになりたいと改めて思いました」

第1章で触れたように、7月に放送される予定だった「シリーズ人体」の最新作は、トップアスリートの運動能力の秘密を探るというテーマの番組だった。ところが新型コロナウイルスのパンデミックを受けて急遽内容を差しかえて放送されたのが、「人体 vs ウイルス～驚異の免疫ネットワーク～」である。

番組の内容が当初の予定どおりなら、福岡さんにはアスリートの立場からコメントをしてもらうはずだった。

福岡さんは、筑波大学の医学部を2回受験した経験を持つ。2回とも失敗したが、同大の情報学群に入学したあとは、ラグビー部で頭角を現し、日本代表まで上り詰めた。だが、オリンピック延期を機に現役を退き、医師を目指すと公表した。

パンデミックがなければ、福岡さんはオリンピックでメダリストになれたかもしれない。しかし、オリンピックが延期され、その夢が絶たれた。

けれどもそんな状況を悲観するどころか、前向きに捉え、医師を目指すきっかけにされた。収録前の打ち合わせで、福岡さんは新型コロナウイルスに立ち向かう医療従事者への感謝を口にしていた。福岡さんは、今回の番組を象徴する出演者だった。

石原さとみさんにも助けられた。石原さんは、TBS系ドラマ『アンナチュラル』で法医解剖医を演じ、第1話「名前のない毒」は、奇しくも新型コロナウイルスと同じコロナ系のMERS（中東呼吸器症候群）が日本に持ちこまれ、流行する寸前のところで食い止めるというシナリオだった。ほかにも医療系のドラマに多数出演し、医療の世界に親しみを感じている。

その石原さんは最後に次のように発言した。

「自分の体の中にある免疫の力を信じていこうという意味で、衛生環境を整えたり、正しい生活を送っていこうと思いました」

自分の体の中にある免疫の力を信じる——免疫の知識でウイルスを正しく恐れるという番組の中で伝えたかったメッセージがこの言葉に凝縮されていた。

NHKスペシャル　人体 VS ウイルス ～驚異の免疫ネットワーク～

番組制作スタッフ

[音楽] 川井憲次
[語り] 仲野太賀
桑子真帆
[声の出演] 81プロデュース
[映像提供] Eli Lilly
Public Library of Science
Rebel Blood Films
Shutterstock
桜映画社
ロイター／アフロ
生体分子計測研究所
日立ハイテク

[取材協力] Andrea Ganna
Jill Hollenbach
Reid Thompson
石井 優
石野知子
大久保範聡
神谷 亘
川端 猛
甲賀大輔
末武弘章
竹内 理
土屋恭一郎
朝長啓造
中川 草
松山州徳
宮坂昌之
森 稔幸

[技術] 五十嵐正文
[撮影] 阪野 仁
[照明] 上野 涼
[音声] 緒形慎一郎
[映像技術] 鴻巣太郎
[映像デザイン] 阿部浩太
[CG制作] 倉田裕史
[VFX] 高畠和哉
齋藤丈士
[編集] 森本光則
荒川新太郎
[音響効果] 米田達也
[リサーチャー] 坂元志歩
[コーディネーター] 小西彩絵子
早崎宏治
上出麻由
[取材] 芥川美緒
秋山路子
[ディレクター] 佐藤 匠
鈴木洋介
兼子将敏
白川裕之
古川千尋
[プロデューサー] 阿久津哲雄
[制作統括] 浅井健博
井上智広
[制作協力] NHKエデュケーショナル
[制作・著作] NHK

書籍化スタッフ

［執筆］

はじめに	浅井健博	NHK　大型企画開発センター　チーフ・プロデューサー
特別インタビュー	山中伸弥	京都大学iPS細胞研究所　所長・教授
	浅井健博	聞き手
第1章	佐藤 匠	NHK　大型企画開発センター　ディレクター
第2章	古川千尋	NHKエデュケーショナル　特集文化部　ディレクター
	阿久津哲雄	NHKエデュケーショナル　科学健康部　部長プロデューサー
第3章	白川裕之	NHK　大型企画開発センター　ディレクター
第4章	芥川美緒	NHKエデュケーショナル　科学健康部　ディレクター
第5章	緑 慎也	科学ジャーナリスト
第6章	緑 慎也	科学ジャーナリスト
免疫パート構成	兼子将敏	NHK　大型企画開発センター　チーフ・ディレクター
取材・構成	緑 慎也	科学ジャーナリスト

［制作協力］　兵藤 香　NHKエンタープライズ ライセンス事業
エグゼクティブ・プロデューサー

［図版制作］　朝日メディアインターナショナル

［画像加工］　山口隆司

たたかう免《めん》疫《えき》
人《じん》体《たい》 vs《ブイエス》 ウイルス真《しん》の主《しゅ》役《やく》

2021年 1月13日　第1刷発行

著　者　NHK《エヌエイチケイ》スペシャル取材班《しゅざいはん》
発行者　渡瀬昌彦
発行所　株式会社 講談社
〒112-8001
東京都文京区音羽2-12-21
電話　編集 03-5395-3522
販売 03-5395-4415
業務 03-5395-3615

造本装幀　岡 孝治＋森 繭
印刷所　株式会社新藤慶昌堂
製本所　株式会社国宝社

定価はカバーに表示してあります。

落丁本・乱丁本は、購入書店名を明記のうえ、小社業務あてにお送りください。

送料小社負担にてお取り替えいたします。

なお、この本についてのお問い合わせは、第一事業局企画部あてにお願いいたします。

本書のコピー、スキャン、デジタル化等の無断複製は著作権法上での例外を除き禁じられています。

本書を代行業者等の第三者に依頼してスキャンやデジタル化することは
たとえ個人や家庭内の利用でも著作権法違反です。

複写は、事前に日本複製権センター（電話03-6809-1281）の許諾が必要です。

Ⓡ〈日本複製権センター委託出版物〉

©NHK 2021, Printed in Japan
ISBN978-4-06-521833-4